Kerstin Löwenstein

Meditation im Alltag
Die Kunst, Empathie und Yoga zu verbinden

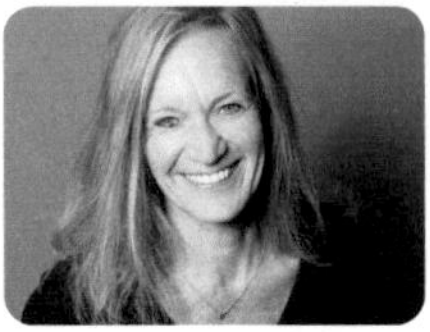

Kerstin Löwenstein
ist als Diplom-Biologin in gesundheitlich-ökologischen Bereichen tätig. Seit 1998 Heilpraktikerin für Psychotherapie (EAP-Zertifikat) mit Praxis in Bad Honnef. Praxisschwerpunkte sind spirituell erweiterte, körperorientierte Psychotherapie, Yoga und Ernährung sowie Seminare und Fortbildungsangebote. Schulung und Fortbildungen im heiltherapeutischen künstlerischen Yoga-Ansatz bei Heinz Grill. Mitglied im BDY. Tanz- und Ausdruckstherapeutin, Supervisorin (BTD). Yoga- sowie Körperpsychotherapeutin in Kliniken für Psychotherapie und Psychiatrie, Onkologie, Psychosomatik, sowie Geriatrie. Die therapeutische Arbeit mit KrebspatientenInnen wurde ausgezeichnet mit dem 1. Preis der International Association for Art, Creativity and Therapy.

www.yoga-psychotherapie.de

Einen Dank von Herzen möchte ich für die intensive Unterstützung, viele anregende Gespräche und die Fotografien sowie für Korrekturarbeiten an meinen Mann Dr. Heribert Moorkamp richten. Stephanie Kratzer, im biologisch-dynamischen Landbau tätige Gärtner-Meisterin und Fachkraft für tiergestützte Interventionen, schätze ich sehr für ihre Geduld und ihre Aufmerksamkeit. Für das Korrekturlesen waren diese Eigenschaften sehr wichtig. Ebenfalls hilfreich waren die vielen freundschaftlichen Gespräche zum Thema. Thomas Leipold, der Setzer, hat sich weit über das übliche Maß hinaus engagiert und durch zentrale Ideen und Ermunterungen die Entwicklung des Buches vorangebracht. Allen Dreien gilt ein herzliche „mille grazie" für das Lektorat.

Kerstin Löwenstein

Meditation im Alltag

Die Kunst, Empathie und Yoga zu verbinden

Bad Honnef 2014

Layout: Thomas Leipold, www.end-of-file.de
Herstellung: BoD – Books on Demand, Norderstedt, www.book-on-demand.de
Die Deutsche Bibliothek verzeichnet diese Publikation in der deutschen Nationalbibliografie.
Detaillierte Informationen sind im Internet über www.dnb.ddb.de abrufbar.

FSC

1. Auflage 2014

ISBN 978-3-00-045733-3

Inhaltsverzeichnis

Vorwort

Dieses Buch enthält mehrere Schätze, die sich zu entdecken lohnen.

Zum einen finden Sie hier eine Betrachtungsweise von Yoga, die die zurzeit beliebten körperbetonten Ausführungen des Yoga mit neuem Sinn belebt. Wie Yoga unabhängig von der körperlichen Beweglichkeit des Übenden zu einer gedanklich geführten empfindungsreichen Kunst werden kann, bei der seelisch-geistiges und soziales Fortschreiten im Vordergrund stehen, wird anschaulich und eingehend dargelegt.

Dies hängt unmittelbar mit dem zweiten Schwerpunkt, dem Thema der Empathie, zusammen. Sie ist in der humanistischen Psychotherapie erforscht worden und als emotionale Basis für therapeutische Beziehungen schon lange etabliert.

Dennoch war es der Autorin auch hier möglich, durch Anwendung geeigneter Gedankenprozesse eine Erneuerung des Empathie-Begriffs vorzuschlagen, die in ein klares Konzept einmündet. Bewusste Empathie-Entwicklung kommt nicht nur psychotherapeutischen sondern auch allen alltäglichen Beziehungsformen zugute.

Zentral in diesem Ansatz ist die Meditation, ein Thema, welches scheinbar schon allgemein bekannt ist. Besondere Beachtung gefunden haben in den letzten Jahren Meditationsarten verschiedener spiritueller Richtungen, bei denen eine gedankliche „Leere" das Ziel ist. Völlig neue und umfassendere Aussichten entstehen für das Individuum und die Umwelt, wenn bewusst geführte und vom Meditierenden ausgewählte Gedanken in die Übungen und in verschiedene Alltagssituationen eingeführt werden.

Besonderen Wert hat die Autorin darauf gelegt, Ihnen diese Anregungen in einer praktischen, von Jedem zu verwirklichenden und sofort umsetzbaren Form zu geben. Dabei zeigt sich, dass es so etwas wie einen „roten Faden" gibt, der die Themengebiete des Yoga, der Meditation, der Empathie, der Psychotherapie und deren Alltagstauglichkeit miteinander verbindet. Dies ist der nicht nur auf den eigenen Vorteil sondern auf das Ganze gerichtete freie Gedanke.

Für das tägliche Leben erweisen sich die Hinweise für die Praxis der gedanklichen Konzentration als außerordentlich hilfreich. Sie können zu tieferen, befriedigenden Formen der Beziehungsaufnahme und Beziehungsgestaltung führen.

Ein für mich besonders spannender Anstoß in diesem Buch ist für die Weiterentwicklung der Psychotherapie gegeben. Durch die Fokussierung auf gegenwärtige und zukünftige sinnvolle und selbst gewählte Gedanken wird nach meiner Erfahrung der psychotherapeutische Prozess deutlich beschleunigt und für den Patienten und den Behandler befriedigender.

Dieses aus langjähriger persönlicher und professioneller Erfahrung heraus entstandene Buch ist nicht nur für Fachleute geschrieben, sondern für interessierte Menschen, die bereit sind, sich mit neuen Ideen auseinander zusetzen. Konkrete Beispiele dafür, wie der Prozess der Ideen-Integration gestaltet und begleitet werden kann, kommen nicht zu kurz. Spiritualität in dem Sinne, wie sie hier dargestellt ist, ist eine außerordentlich lebensnahe und vor allem selbstbestimmte Form der Lebensgestaltung.

All dies war nicht möglich ohne das Kennenlernen verschiedenster Menschen in persönlicher Begegnung oder in Auseinandersetzung mit ihren Werken. Diese werden in dem Buch im Einzelnen genannt. Ihnen gilt unser tiefster Dank.

Aus Überzeugung wünsche ich den Inhalten dieses Buches eine weite Verbreitung und vor allem, dass die Leser durch die Lektüre und praktische Übertragung der hier geäußerten Ideen in ihrem Leben mehr Sinnhaftigkeit und Erfüllung erfahren.

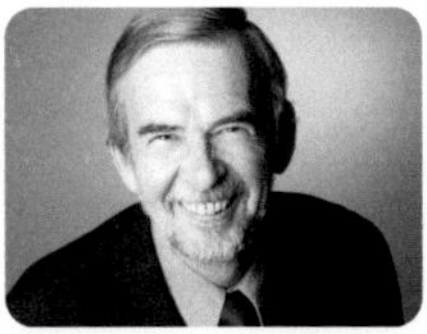

Dr. Heribert Moorkamp
Facharzt für Psychiatrie, Psychotherapie und Psychosomatische Medizin; Anthroposophische Medizin

Frei ist der Mensch nur, wenn er in jedem Augenblick seines Lebens sich selbst zu folgen in der Lage ist. Rudolf Steiner

I. Ein soziales Ideal im Yoga

Einführung

Jeder Mensch entwickelt im Laufe seines Lebens mehr oder weniger bewusst Beziehungen unterschiedlicher Intensität zur Erde, zur Natur, zu den Mitmenschen, zu kosmischen und unsichtbaren geistigen Dimensionen.

Die Art, wie wir Beziehungen knüpfen, spielt in unserem Leben eine besondere Rolle. Wir brauchen die Fähigkeiten, Einander wahrzunehmen, zu verstehen, uns gegenseitig in Würde und Einzigartigkeit zu achten, zu schätzen, zu unterstützen und zu fördern. Wir brauchen uns gegenseitig um zu lernen und aneinander zu wachsen. Soziale Kontakte bieten die besten Entwicklungsmöglichkeiten von der Kindheit an bis ins hohe Alter hinein. Dass wir die Perspektive wechseln, den Blick von uns selbst auch zum Gegenüber hin lenken und dass wir uns dabei in andere Menschen und ihre Lebenssituationen einfühlen können, bildet die Basis für Lebendigkeit und Echtheit in Beziehungen und für persönlichen und gesellschaftlichen Fortschritt.

Von humanistischen Psychologen wurde in der Mitte des letzten Jahrhunderts ein Begriff für dieses Aufeinander-Eingehen-Können geprägt, der Begriff der Empathie. Dieses Verständnis von Empathie stellt die Gefühle in den Mittelpunkt des Miteinanders. Es ist mittlerweile weit verbreitet und prägt nicht nur private Beziehungen, sondern auch berufliche Felder in sozialen, pädagogischen, wissenschaftlichen und sozialen Bereichen. Doch trotz dieser Tendenz fehlt im Alltag häufig empathisches Verhalten. Gravierende Mängel finden sich sogar in einem professionellen Beziehungsfeld, in dem Empathie selbstverständlich sein sollte, nämlich zwischen Psychotherapeut und Patient.[1]

Auch moderne Gesellschaftswissenschaftler beklagen das allgemeine Fehlen von Empathie. Empathie könnte „die vielen Ichs" zusammenführen und dabei wie ein „sozialer Kitt" für die Gesellschaft wirken. Dieses Bild von Empathie gipfelt darin, dass als Voraussetzung für echtes Verstehen vollkommene Anpassung im Fühlen bis hin zu vollkommener Gleichartigkeit der beteiligten Menschen angegeben wird.[2] An dieser Stelle drängen sich zahlreiche Fragen auf: Ist hier mit „Ich" „Egoismus" gemeint? Stimmt es, kann Empathie nur unter Unterdrückung des Ichs entwickelt werden? Ist die Angleichung von Unterschieden nicht ein Gegenbild von Einfühlung und Entwicklung? Könnten Unterschiede zwischen uns nicht auf einem bewussten und höheren Niveau überbrückt werden? Wachsen und reifen nicht die individuelle Aktivität, unser Sozialleben und die kulturelle Weiterentwicklung an zwischenmenschlichen Unterschieden oder sogar an Gegensätzen besonders gut? Müsste Empathie nicht mit Entwicklung einhergehen und ein aktiverer Prozess sein?

Im Laufe dieses Buches werden diese Fragen untersucht und die geläufigen Anschauungen von Empathie werden

1 vgl. www.ethikverein.de
2 vgl. F. Breithaupt: Kulturen der Empathie

durch philosophisch-spirituelle Anregungen erweitert. Gemeinschaftssinn und Individualität schließen sich aus spiritueller Perspektive nicht aus. Vielmehr können sie sich wechselseitig veredeln und die Basis für persönliche und kulturelle Fortschritte bilden. In diesem Sinn kann Empathie ein zentrales soziales Ideal sein und neue Impulse für die Zukunft geben. Wenn Empathie-Entfaltung sich an geistigen, ewigen Werten wie an echter Erkenntnis, Weisheit, Wahrheit und Schönheit orientiert, dann kann sie zu einer sozialen Kunstfertigkeit werden, die in freierer Form verbindend wirkt als der oben erwähnte „Kitt". Wie sich die Empathie zu einer künstlerischen Form erheben lässt, wird in den folgenden Kapiteln auf der Basis eines neuen Yogaansatzes aufgezeigt.

Kunst sei dabei als ein Prozess verstanden, der *„mit Entwicklung von Vorstellungen verbunden"* ist.[3] In den Augen Rudolf Steiners ist Kunst *„ein fortdauernder Befreiungsprozess des menschlichen Geistes und zugleich die Erzieherin der Menschheit zu dem Handeln aus Liebe"*.[4] Und: *„Kunst ist, was Freude macht"*.[5] Wie eine soziale Kunst kann Empathie neue Vorstellungen, Befreiungsprozesse, liebevolles Handeln und Freude miteinander verknüpfen.

Die Kunst der Empathie ermöglicht im eigenen Leben und im Leben von anderen Menschen ein Hinauswachsen über sich selbst und über die sichtbaren, bisherigen Bedingungen.

Ein künstlerischer Ausdruck von Empathie in einer Yogahaltung: Andreaskreuz (samdhisthana)[6]

Von geistigen Vorstellungen und Empfindungen ausgehend können Yoga-Übende künstlerische und verbindende Gestaltungen schaffen. Das Andreaskreuz (Titelfoto) zeigt ein bewusstes In-Verbindung-Treten des Ausführenden mit seiner Umwelt.

Wer die Sinnes-Wahrnehmung beim Üben des Andreaskreuzes nicht nur in den inneren körperlichen oder psychischen Raum hinein, sondern gleichzeitig nach außen in die ferne oder nahe Umgebung richtet, bereitet feine Empfindungen einer bewegten Verbundenheit zwischen Außen und Innen vor.

Diese Empfindungen rücken immer mehr in die Mitte des Erlebens und lassen ein Bewusstsein für ein seelisches Zentrum entstehen. Während die Arme nach oben in die Luft und damit – nicht nur symbolisch – in den kosmischen Umkreis hinein ragen, berühren unten die Zehenspitzen den festen Erdboden. Der Körper wird in eine neue Gleichgewichtslage gehoben, die durch die sanft und weit ausgestreckten Glieder stabilisiert wird. Arme und Beine bilden zusammen mit dem Rumpf eine Kreuzform aus, deren Schnittpunkt in der Nähe des Herzens liegt. Man kann bei der Ausführung zum Beispiel die Vorstellung aufrechterhalten, dass alle Bewusstseinsbewegungen nicht nur den eigenen inneren Raum erfüllen, sondern auch über die Körpergrenzen hinweg im

3 *vgl. K. Fiedler: wikiquote.org/wiki/Kunst*
4 *vgl. www. anthroposophie.byu. edu/vortraege/059_09.pdf*
5 H. Grimm zit. nach R. Steiner unter www. fvn-rs.net/PDF/GA/GA277/GA277-457.html
6 Alle Yoga-Begriffe werden in dieses Buches zu Gunsten des Leseflusses bewusst in vereinfachter Transkription und nicht im wissenschaftlichen Standard wieder gegeben.

äußeren Raum wirksam sind (zentrifugale Wirkungsrichtung). Für die Sinnesorgane unsichtbar strahlen Gedanken und Gefühle in den äußeren Raum aus und berühren, wiederum für uns unsichtbar, uns selbst, andere Menschen sowie die Natur. Umgekehrt gelangen Gedanken und Gefühle, die von uns selbst oder von anderen Menschen bewegt werden, auch vom äußeren in den inneren Raum (zentripetale Richtung). Je bewusster wir an diesen Austausch denken, umso intensiver lässt sich ein sich aus dem Umkreis heraus sammelnder Empfindungs-Mittelpunkt in der Nähe des Herzens erleben. Beim Ausführen des Andreaskreuzes können wir die Verbundenheit mit der Außenwelt, mit der Natur, dem Kosmos und anderen Menschen bewusst gestalten.

Die Idee der Übung und die während der Übung entwickelten Gefühle wirken sich so auf die Gestaltung aus, dass diese zu einer Bereicherung für die Umgebung wird. Das Andreaskreuz wird zu einer Gabe der Offenheit und des Verbundenheits-Erlebens. Dieses Beispiel veranschaulicht die Möglichkeit von sozial-ökologischer Empathie-Schulung beim Yoga-Üben. Die Empathie zeigt sich unter anderem in gut ausbalanciertem Denken, Empfinden und Handeln, das mit der Außenwelt koordiniert ist.

Genaue Übungsanleitungen zur Durchführung dieser und weiterer Yoga-Haltungen finden Sie in dem Buch „Die Seelendimension des Yoga" von Heinz Grill.

Empathie als soziales Ideal im Yoga

Yoga basiert auf einer geistigen Wissenschaft vom Leben und mündet in einer Reihe von Praktiken, körperlichen und mentalen Übungen sowie bestimmten Lebens- und Charakterregeln. Diese regen seit Jahrtausenden persönliche Selbstverwirklichung und Bewusstwerdungsprozesse an. Im Ursprungsland Indien ging Yoga-Praxis mit abgeschiedener, streng reglementierter Lebensweise einher. Seit circa einhundert Jahren sind nun schon die früher geheimen Anleitungen für Jeden frei zugänglich. Das Wort Yoga wird etymologisch abgeleitet von der Sanskritwurzel *yui* und ist verwandt mit dem lateinischen *jugum*. Beides bedeutet „verbinden". Im irdischen Leben Verbindung beziehungsweise sogar Vereinigung mit dem Göttlichen zu finden, wird klassischer Weise mit Yoga erstrebt. Deswegen richtet man sich bei traditionellen Meditationen auf göttliche Vorbilder aus. Erkenntnisbildung, Hingabe an Göttliches oder uneigennütziges Handeln sind drei unterschiedliche Ausrichtungen im Yoga, die sich auch in den Religionen wieder finden lassen.

Viele Yoga-Wege gehen auf die 1500 Jahre alten Leitsätze des indischen Yoga-Gelehrten Patanjali zurück. Alltägliches zwischenmenschliches Verhalten wird im Yoga-Sutra kaum erwähnt. Ein Beispiel ist der 33. Vers in einer Übersetzung eines jüngeren indischen Yogalehrers, T. K. V. Desikachar: *„Wenn es uns gelingt, ein liebevolles Gefühl den Menschen gegenüber zu hegen, die glücklicher sind als wir, Mitgefühl mit denjenigen zu haben, die* *unglücklich sind, uns zusammen mit denjenigen zu freuen, die etwas Wertvolles tun, und uns nicht durch Irrtümer anderer Menschen aus dem Gleichgewicht bringen zu lassen, wird in unserem Geist Ruhe einkehren."*

Stellen Sie sich bitte einmal kurz vor, was es bedeuten würde, diesen Vers im Alltags- und Berufsleben, in Freizeitgestaltung und in privaten Beziehungen umzusetzen. Was würde in Beziehungen und beim Einzelnen entstehen, was vorangebracht, was würde fehlen? Im Sutra werden gute, edle Stimmungen und Eigenschaften betont: liebevolle Gefühle, Glücklich-Sein, Mitgefühl, Freude, Ruhe und Gleichmut. Doch wie aktiv und mit welchen Mitteln kann man Beziehungen knüpfen, Einfluss nehmen und auf erkannte Irrtümer, Probleme und schwierige Verhältnisse eingehen? Wie ist eine entwicklungsfördernde Gabe für den Anderen, wie ist gegenseitige Hilfe bei der Überwindung und Verwandlung von Schwierigkeiten möglich?

Derartige Fragen nach der Rolle des Yoga im Sozialleben, nach der aktiven und gebenden Seite der Menschen, kurz nach der christlichen Dimension im Yoga, regen zur Erforschung und Anwendung neuer Methoden an. Wenn, von konkreten Gedanken ausgehend, Empfindungen und Willenskräfte bewusst geschult werden, kann Yoga dazu beitragen, auch das gemeinsame Leben bewusster auszugestalten und zu stärken. Beziehungsfähigkeit und -kraft zeigen sich sogar als Basis und als Instrument für Fortschritte. Persönliche Verwirklichung und Freiheit wachsen mit dem Anteilnehmen, Mitfühlen, mit der Förderung und Verantwortung füreinander. In dem von Heinz Grill seit Mitte der 1980er Jahre erneuerten Yoga-Ansatz wird dieser Zusammenhang als Empathie-Entwicklung erfahrbar.[7]

Zentrales Anliegen ist, dass *„man sich auf das Thema eines anderen oder auf eine andere Wirklichkeit einstellen kann und diese im objektiven gedanklichen Realitätssinn erlebt, das heißt, dass man zunächst in der fremden und außenstehenden Wirklichkeit anknüpfen kann. Empathiefähigkeit würde nämlich weitaus mehr Kapazität erfordern und diese besteht vor allem darin, die persönliche Bedürfnisebene im geordneten und rechten Sinn zu übersteigen und ihr nicht einen übermäßigen, gewichtigen und emotional gebundenen Ausdruck zu verleihen. Es würden neue Ätherkräfte entstehen, wenn die Empathie in diesem anspruchsvollen Sinne und auch frei von den zunächst rein emotional gebundenen Bedürfnissen durch ein Thema zur Erkraftung kommen würde, und es würde sich das Gefühlsleben auf neuen Ebenen mit dem Leib verbinden, wenn man diese Anforderungen in einer anspruchsvollen und klareren, durch den Gedanken getragenen Bewusstheit entwickeln würde"*.[8]

Aus dieser Perspektive kann Empathie zum Aufbau lebensfördernder Kräfte, Ätherkräfte genannt, beitragen, wenn sie von einem differenzierten Umgang mit den persönlichen Bedürfnissen ausgeht

7 vgl. H. Grill: Gemeinschaftsbildung und Kosmos
8 H. Grill: Die Signaturen..., S. 165

II. Empathie aus biologischer und psychologischer Sicht

Umgang mit Bedürfnissen

Eine bewusste Umgangsart mit Bedürfnissen und darüber hinaus auch mit den persönlichen Gefühlen bedarf besonderer Selbsterkenntnis und Aufmerksamkeit. Welche Bedürfnisse kennen wir eigentlich?

Der amerikanische Pionier der humanistischen Psychologie, Dr. Abraham Maslow, schlug Mitte des letzten Jahrhunderts vor, Bedürfnisse je nach Wichtigkeit in einer Pyramidenform zu ordnen. Existentielle Bedürfnisse, die jeder Mensch verspürt, bilden die breite Basis der Bedürfnis-Pyramide: natürliche körperliche Bedürfnisse, zum Beispiel nach ausreichend Nahrung, Schlaf, Bewegung, Ruhe sowie nach äußerer, materieller Sicherheit. Die Befriedigung dieser Bedürfnisse schenkt Gefühle von Zufriedenheit und Vertrauen im täglichen Dasein. Zusätzlich zu den körperlichen ergreifen uns seelisch-soziale Bedürfnisse, Wünsche nach Liebe, Zuneigung und Zugehörigkeit. Darüber hinaus kennen wir auch noch sogenannte Individualbedürfnisse nach persönlicher Achtung, Anerkennung und Wertschätzung. Alle Bedürfnisse gipfeln in den Bedürfnissen nach Weiterentwicklung, Bewusstseinserweiterung und persönlicher Selbstverwirklichung. Das Selbst wird in der humanistischen Psychologie als Ressource verstanden. Es ist die gute Seite des Unbewussten.[8] Das Bedürfnis nach Selbstverwirklichung wird gemäß dieses Menschenbildes befriedigt, wenn man mit Hilfe von Kontemplation und Meditation sein eigenes Ich vergisst, sich nach innen wendet, um im Wahrnehmen, Tun, Genießen und im Kreativen des mit der Geburt angelegten Unbewussten ganz und gar aufzugehen. Diese höheren Bedürfnisse treiben dazu an, die biologische Natur des Einzelnen mehr zum Ausdruck zu bringen. Diese Art von Selbstverwirklichung, die am Unbewussten ansetzt, ist eine *„biologische Individuation"*.[9]

Alle Bedürfnisse dienen nach dieser Auffassung mehr der Selbsterhaltung und hängen mit dem Unbewussten zusammen. Die Quelle der Bedürfnisse bewusst wahrzunehmen, ist jedoch wohl die Voraussetzung dafür, dass diese – ohne unterdrückt zu werden – erkannt und eingeordnet werden können. Unbewusste Bedürfnisse können große Spannungen im Leben schaffen und können stark fordernden Charakter für den Einzelnen und für seine Umwelt haben. Der persönliche Spielraum wird größer, wenn man Bedürfnisse bewusst steuern, formen oder loslassen oder sogar gezielt neu schaffen kann. Wenn man nicht vollkommen von Bedürfnissen und Trieben vereinnahmt wird, dann bleibt im Bewusstsein Freiraum, um abzuwägen und zu entscheiden, welche Interessen, Inhalte, Werte, Ziele oder auch Bedürfnisse man ausleben möchte und wie sich diese auf das Miteinander auswirken: trennend oder verbindend?

9 Im allgemeinen psychologischen Verständnis umfasst das Unbewusste die natürlichen, angeborenen Triebe und Bedürfnisse. Auch die Gefühle sind teilweise unbewusst, ganz besonders wenn sie abgewehrt werden.

10 vgl. A. Maslow: Religions, Values and Peak-Experiences

Bedürfnisse können in eine verbindende, gebende Richtung weisen, wenn sie nicht nur auf den eigenen Vorteil fixiert bleiben. Verbindende Bedürfnisse können erlernt und bewusst aus Vorsätzen und Idealen heraus neu entwickelt werden. Derartige Bedürfnisse, die aus überpersönlichen Werten erwachsen, treiben die bewusste und gemeinschaftliche Weiterentwicklung an. In dieser Art kann auch Empathie als übergeordnetes Bedürfnis verstanden werden.

Das Ausprägen eines Unterscheidungsvermögens zwischen unbewussten und bewussten Bedürfnissen, zwischen eigenen und fremden, trennenden oder verbindenden Bedürfnissen, zwischen Bedürfnissen, die mit dem Körper zusammenhängen und Bedürfnissen, die vom Geistigen, vom Seelischen oder von sozialen Zusammenhängen ausgehend neu ins Leben integriert werden, erscheint als Dreh- und Angelpunkt für eine geistige Erweiterung der Individuation und der Empathie.

Biologische Grundlagen von Empathie

Seit Mitte der 1990er Jahre interessieren sich Hirnforscher vermehrt für Empathie. Einfühlungsvermögen lässt sich nämlich an physiologischen Veränderungen im Organismus, vor allem am Gehirn, messen. Bestimmte Gehirnzellen, die sogenannten Spiegelneurone, die sich in der motorischen Sprachregion der Großhirnrinde befinden, werden beim Menschen als Verursacher von Mitgefühl im Sinne von „das Gleiche fühlen oder das Gleiche tun wie ein Anderer" diskutiert. Der Psychiater Dr. Manfred Spitzer nennt diese bei Tieren sogar artübergreifend aktivierbaren Hirnzellen, die Angleichung an die Außenwelt ermöglichen, *„Empathie- oder Gemeinschaftsneurone"*.[11] Nervenzellen mit Spiegeleffekt übersetzen zum Beispiel die bei anderen Lebewesen wahrgenommenen Gefühle, Bewegungen oder Erfahrungen in neuronale Erregungen, wie sie bei vergleichbaren eigenen Antrieben und Erlebnissen vorkommen. An den Spiegelneuronen werden auch dann elektrische Aktivitäten gemessen, wenn bestimmte Handlungen nicht selbst durchgeführt, sondern lediglich beobachtet werden. Dies gilt erstaunlicherweise selbst für die Intentionen von Handlungen. Primitive Bewegungen wie beim Gähnen oder Lachen können aufgrund der Spiegelneurone wie bei einer bakteriellen „Ansteckung" unbewusst aufgenommen und dann unbewusst nachgeahmt werden.[12] Zudem sollen Spiegelneurone den unbewussten, nonverbal kommunizierten

11 M. Spitzer, Geist & Gehirn, DVD
12 vgl. J. Bauer sowie F. Breithaupt

Austausch von primären Gefühlen wie Angst, Ekel und wohl auch von Freude, Wut und Schmerz verursachen. Wenn man sieht, wie sich jemand verletzt oder wie er leidet, kann man dessen Schmerz mitfühlen, so als hätte man ihn selbst. Je vertrauter uns ein Gegenüber ist, desto „ansteckender" wirkt er auf uns. Erste Anzeichen von Einfühlung existieren schon bei Neugeborenen. Babys reagieren auf das Weinen eines anderen Neugeborenen. Und wenn ein älteres Kind versucht, seinen schluchzenden Bruder aufzuheitern, so zeigt dieses Kind eine schon fortgeschrittene Fähigkeit der Einfühlung. Diese Forschungsergebnisse fließen in einige psychotherapeutische Verfahren ein, vor allem in die erlebnisorientierten, und werden dort zu diagnostischen und therapeutischen Zwecken verwendet.

Auch aus spiritueller Sicht wird dem neuronalen Netz im Gehirn zum Teil spiegelnde Funktionsweise zugeschrieben. Laut Rudolf Steiner wirkt das Gehirn wie ein reflektierender Apparat, der die denkerische Seelentätigkeit zurückwirft. Gedanken würden vom Gehirn gespiegelt, weshalb der Mensch sie überhaupt bewusst wahrnehmen, bewegen, analysieren, gestalten und aufnehmen könne. Die Nervenfasern an der gesamten Großhirnrinde sind weiß gefärbt und eignen sich – physikalisch gesehen – tatsächlich besser als Spiegel für Licht und Wärme als das tiefer liegende Mark, das grau gefärbt ist.[13]

Ob man gedankliche, emotionale oder willentliche Regungen anderer Menschen tatsächlich in gleicher Art und Stärke erlebt – sozusagen genau gleich wie am eigenen Leib – bleibt noch fraglich. Denn das eigene Erleben ist individuell erlernt und durch bestimmte seelische Fähigkeiten und Erfahrungen geprägt. Biologisch gesprochen ist es an spezifische neuronale Verarbeitungsschemata gekoppelt und unterliegt übergeordneten Regel- und Kontrollmechanismen sowie Reifungsschritten des Nervensystems. Die Reaktionen der Spiegelneurone können demnach gefiltert, kanalisiert, gefördert oder blockiert und mit den Aktivitäten anderer höherer oder niederer Zentren des zentralen, peripheren und vegetativen Nervensystems kombiniert werden. Im Zuge dessen gibt es bei jedem Erwachsenen einen bewussten Entscheidungsspielraum gegenüber den Nachahmungen. Ohne lenkendes Ich-Bewusstsein wäre man gespiegelten Gefühlen und Handlungen aus der Außenwelt vollkommen ausgeliefert. Aufgrund der Ich-Aktivität führt nicht jedes gespiegelte Gefühl zu uneingeschränktem Mitfühlen und wird nicht jede Handlung in Mithandeln übersetzt. Im Gegenteil, es ist genauso möglich, sich davon abzugrenzen. Während beim bewussten Mitgefühl die eigenen Gefühle in ihrem gesamten Kontext klar benennbar und steuerbar sind, bleibt bei der bloßen Spiegelung weder Raum für die Betrachtung der eigenen Gefühle noch für die Betrachtung der Gefühle Anderer.[14] Reines unbedachtes Wiedergeben von Gefühlen oder Handlungen aus der Außenwelt würde in einen geschlossenen, sich immer gleich wiederholenden Kreislauf führen, der keine individuelle Reaktion zuließe.

13 vgl. R. Steiner: Der menschliche und der kosmische Gedanke
14 vgl. C. Demmerling: Philosophie der Gefühle

Vollständig spiegelndes Fühlen wäre so, als wenn man eine fremde Haut als seine eigene annehmen würde. Dabei würde man sozusagen vom Anderen überwältigt und von Automatismen zur absoluten Anpassung gezwungen. Der Name „Empathie-Neurone" für die Spiegelneurone bezieht sich auf die rein automatisch ablaufende und oft unbewusste Reaktion des Mitmachens und Mitfühlens. Dieses Phänomen unterscheidet sich aber deutlich von bewusst entwickeltem und ausgedrücktem Mitgefühl, von selbst entschiedener Empathie.

Bewusst entwickeltes Mitgefühl bildet die Grundlage für moralisches Handeln und Urteilen. Umstehende bei einer Gewalttat können sich normalerweise entscheiden: Versetzen sie sich emotional in die aggressiven Handlungen des Täters oder in die qualvollen Gefühle des Opfers hinein? Psychisch gesunde Menschen können die Spiegelungen entgegengesetzter emotionaler Eindrücke und Handlungen bewusst priorisieren. Sie fühlen mit dem Opfer mit und greifen idealer Weise zugunsten des Opfers sogar in die Situation ein. Menschen mit schweren Formen einer Persönlichkeitsstörung, insbesondere die sogenannte dissoziale bzw. antisoziale Persönlichkeit, hingegen sind unfähig, Leid – insbesondere von Opfern – nachzuempfinden. Sie identifizieren sich in gefühlskalter Weise mit Tätern. Autisten haben teilweise derartige Defizite.[15] Auch bei anderen psychischen Krankheiten können zumindest phasenweise Einfühlungsschwierigkeiten im Zuge von generellen Veränderungen im Gefühlsbereich vorkommen, z.B. bei akuten oder chronischen Traumatisierungen, tiefen Depressionen, starken Zwängen, akuten Ängsten oder auch bei Narzissten.

Psychologische Anschauungen zur Empathie

Noch einmal ausführlicher wird nun auf das eingangs schon angesprochene humanistische Bild des Menschen eingegangen, speziell auf das Bild der Empathie, wie es von Dr. Carl R. Rogers wissenschaftlich erforscht wurde. Der Individualpsychologe Dr. Alfred Adler, der Logotherapeut Dr. Viktor E. Frankl und Dr. Fritz Perls mit der Gestalttherapie, ebenso viele Vertreter körpertherapeutischer Ansätze griffen diese Grundlagen auf. Zu Rogers späten Schülern zählt Dr. Marshall B. Rosenberg, dessen Konzept der *gewaltfreien Kommunikation* aktuell sehr populär ist.

Der humanistische Ansatz gilt neben dem psychoanalytischen und verhaltenstherapeutischen als dritte Säule der Psychotherapie. C. R. Rogers sah jeden Menschen als einzigartig, von Grund auf gut, sozial-konstruktiv und kompetent an. Er wollte persönliche Weiterentwicklung durch Klärung des Unbewussten und gezielte Aktivierung der guten Anteile des Unbewussten fördern. Als stabilisierenden und wachstumsfördernden Faktor für alle zwischenmenschlichen und besonders für die therapeutischen Beziehungen benannte er die Empathie. Er fand, dass für empathisches Vorgehen die

15 vgl. D. Coleman: Emotionale Intelligenz

Persönlichkeit wichtiger als die äußere Technik sei. *„Das Paradigma der westlichen Gesellschaft lautet, dass der Mensch im Grund gefährlich ist; deshalb müsse er von Personen höherer Autorität belehrt, geführt und kontrolliert werden. Doch unsere Erfahrung und die einer wachsenden Zahl humanistischer Psychologen haben gezeigt, dass ein anderes Paradigma sowohl für den einzelnen als auch für die Gesellschaft weitaus effektiver und konstruktiver ist. Dieses besagt, dass die Menschen, sofern ein geeignetes psychologisches Klima vorhanden ist, vertrauenswürdig, schöpferisch, eigenmotiviert, tatkräftig und konstruktiv sind, kurz, dass sie fähig sind, Potentiale freizusetzen, von denen sie sich nicht hätten träumen lassen. Das erste Paradigma, das auf der Kontrolle des Bösen in der menschlichen Natur basiert, hat die Gesellschaft an den Rand der Katastrophe gebracht. Wird die Gesellschaft imstande sein, die Wirksamkeit des zweiten Paradigmas zu begreifen? Das scheint unsere einzige Überlebenshoffnung zu sein“.*[16]

Passives, aktives und gesteigertes Zuhören als Basis für Empathie

Für das Einfühlungsvermögen spielt die Art und Weise des Zuhörens eine große Rolle. Während beim passiven Zuhören die Aufmerksamkeit eher oberflächlich durch Blickkontakt, zugewandte Körperhaltung, Mimik, Gestik und Lautäußerungen vermittelt wird, bemüht sich ein aktiver Zuhörer darum, zum Beispiel durch Nachfragen und durch Abwägen, zu überprüfen, ob und inwieweit er die ausgesprochene Botschaft auch verstanden hat.

Eine Vertiefung der Kommunikation ist es, das innere Erleben bei sich selbst und beim Gegenüber einzubeziehen. Diese Steigerung des Zuhörens, das auf Einfühlen beruht, wird von C. R. Rogers Empathie genannt. Empathie entsteht beim Erleben der Gegenwart und der realen Beziehung. Empathie bahnt seiner Ansicht nach den Weg zu persönlichen Veränderungen, genauso wie zwei weitere menschliche Qualitäten: Wertschätzung in Form bedingungsfreien Akzeptierens und zwischenmenschlicher Wärme sowie Authentizität. Dies bedeutet, dass man die eigenen Gefühle und Erfahrungen in ihrer Vielschichtigkeit und ihrem ständigen Wandel und ihrer Bedeutung innerhalb der Beziehungen kennt und diese Erlebnisse auch kommuniziert.

In der Alltagskommunikation wirken unbewusste Prozesse oft blockerend. Eine Psychotherapie soll durch eine offene, einfühlsame, verständnisvolle Grundeinstellung des Therapeuten zur Aufdeckung verdrängter Gefühle, Konflikte und innerer Spaltungen beim Gegenüber dienen. Vom Therapeuten werden Erlebnisse und ausgedrückte oder unterdrückte Gefühle des Patienten bis hin zum Tonfall und zu den Gesten präzise in deren persönlicher Bedeutung erfasst. *„Bei diesem Versuch, den Klienten seinem eigenen Erleben näherzubringen, hilft es mir, wenn ich voll in meinem eigenen Erleben drinstehe – wenn ich mit meinen Gefühlen in Berührung bin. Indem ich in das Universum meines Klienten eintauche und mein*

16 C. R. Rogers: Der neue Mensch, S. 104

eigenes Erleben sensibel wahrnehme und mitteile, kann ich ihm zuweilen den gefühlten Sinngehalt vermitteln, dessen mein Klient sich nur vage bewusst ist. Er ist in wachsendem Maß in der Lage, mehr von seinem aktuellen organischen Ereben, das in ihm leibhaft abläuft, ins Bewusstsein zuzulassen".[17] Diese Reaktion ist relativ spontan psycho-physisch fühlbar, so als ob man selbst im Anderen körperlich und psychisch zu Hause sei, wohlgemerkt nur so, „als ob" man in der Haut des Anderen stecke: *„Die innere Welt des Klienten mit ihren ganz persönlichen Bedeutungen so zu verspüren, als wäre sie die eigene (doch ohne die Qualität des 'als ob' zu verlieren), das ist Empathie und das scheint mir das Wesentliche für eine wachstumsfördernde Beziehung zu sein".*[18]

Diese *„als-ob"*-Qualität des Erlebens verhindert das Steckenbleiben im Eigenerleben oder im Miteinander-Leiden. Die Redewendung *„Wenn ich so etwas erlebt hätte, dann würde ich so und so fühlen/reagieren..."* zeigt, dass man von sich selbst auf Andere Rückschlüsse zieht und damit schon kaum noch Projektionen[19] verhindern kann. Einfühlung, wie Rogers sie versteht, kostet größeren Mut, nämlich Mut zum vollständigen Wechsel der Perspektive, und damit zum Loslassen von seinen persönlichen Interpretationen und Projektionen: *„Wenn ich für das Erleben eines anderen Menschen wirklich offen bin, wenn ich seine Welt in die meine aufnehmen kann, dann laufe ich Gefahr, das Leben auf seine Weise zu sehen, selber verändert zu werden, und wir alle widerstreben Veränderungen. Daher neigen wir dazu, jemandes anderen Welt ausschließlich mit unseren Augen zu betrachten und nicht gemäß seiner Sichtweise; wir analysieren und bewerten sie. Wir verstehen sie nicht. Doch wenn jemand versteht, was es für ein Gefühl ist, ich zu sein, ohne mich zu analysieren oder zu richten, in einer solchen Atmosphäre kann ich blühen und wachsen. Ich glaube, dass Veränderung mit Wahrscheinlichkeit eintritt, wenn der Therapeut das Erleben erfassen kann, das in der inneren Welt des Klienten von Augenblick zu Augenblick abläuft; wenn er sieht und fühlt wie der Klient, ohne aber die Eigenständigkeit seiner Identität in diesem Prozess des Einfühlens zu verlieren".*[20]

Beispiel für Empathie in der humanistischen Psychotherapie

Ein Protokoll eines psychotherapeutischen Gesprächsverlaufs zeigt Rogers Vorgehen im Detail. Die Klientin (K.), eine Frau mittleren Alters, beschäftigt sich in fortgeschrittener Therapiephase mit einigen nur teilweise bewussten aber für sie beunruhigenden Gefühlen und Verletzungen. Rogers empfindet und entdeckt diese vor der Klientin, spricht die Gefühle an und lockt sie hervor, so dass die Frau sich berührt fühlt.

---

17 C. R. Rogers: Therapeut und Klient, S. 159

18 ebenda S. 216

19 Beim Projizieren werden persönliche Einstellungen, Gefühle, Wünsche, Bedürfnisse oder Willensimpulse auf die Außenwelt übertragen, so wie bunte Bilder von einem Diaprojektor aus auf eine weiße Leinwand geworfen werden. Psychologisch gesehen gilt Projektion als ein unbewusster Mechanismus zur Abwehr vor Bewusstwerdung eines persönlichen Konfliktes oder Schmerzes. Der Begriff Projektion umfasst das Übertragen eines innerpsychischen Vorgangs nach außen, und zwar durch das Verlagern eigener Regungen auf andere Menschen, Menschengruppen, Lebewesen oder auch andere Objekte der Außenwelt.

20 C. R. Rogers: Therapeut und Klient, S. 217

Die Klientin sagt: „Ich empfinde es nicht als Schuld (Pause. Sie weint). Natürlich meine ich, ich kann es noch nicht sagen. (dann mit einem Schwall von Emotionen) Es ist nur, dass ich furchtbar verletzt bin!

Th.: M-hm. Es ist keine Schuld außer in dem Sinn, dass sie irgendwie sehr verletzt sind.

K.: (weinend) Es ist – wissen Sie, früher habe ich mich oft genug selbst so verhalten, aber wenn ich später hörte, wie Eltern zu ihren Kindern sagen: »Hör auf zu weinen«, dann habe ich ein Gefühl gehabt, da bin ich verletzt gewesen als ob – nun, was bringt sie dazu, den Kindern zu sagen, sie sollen aufhören zu weinen? Sie tun sich selbst leid, und wer kann sich selbst besser bedauern als ein Kind? Na ja, das ist es in etwa – ich meine, ich dachte, sie sollten es weinen lassen. Und – es auch bedauern, vielleicht. Auf eine ziemlich objektive Art und Weise. Nun, das ist – das ist in etwa das, was ich jetzt erlebe. Ich meine, jetzt eben – gerade jetzt...

Th.: Das gibt jetzt etwas mehr den Geschmack der Empfindung wieder, dass es beinahe so ist, als würden sie um sich selbst weinen.

K.: Ja. Und sehen Sie, schon gibt's wieder Konflikte. Unser ganzes Leben ist derart, dass – ich meine – man schwelgt eben nicht in Selbstmitleid. Aber das ist es nicht – ich meine, ich empfinde, dass es nicht diesen Beigeschmack hat. Vielleicht.

Th.: Sie denken in etwa, dass es eine kulturbedingte Ablehnung des Sich-Bemitleidens gibt. Und dennoch finden Sie, dass das Gefühl, das sie erleben, auch nicht ganz das ist, was die Kultur ablehnt.

K.: Und dann natürlich sehe ich inzwischen und spüre, dass darüber – dass über diese – sehen sie, ich habe es zugedeckt. (weint). Ich habe es doch mit so viel Bitterkeit zugedeckt, die ich dann auch zudecken musste. (weint). Das ist es, was ich loswerden will! Mir macht es fast nichts mehr aus, wenn es weh tut.

Th.: (leise und mit Zartheit auf ihren Schmerz eingehend): Sie spüren, dass hier auf dem Grund, wie Sie es erleben, dass es ein Gefühl von wirklichen Tränen um sie selbst ist. Aber das können Sie, dürfen Sie nicht zeigen, und darum ist es mit Verbitterung zugedeckt, die Sie auch nicht mögen, die Sie los sein möchten. Sie drücken es beinahe so aus, dass Sie fast lieber den Schmerz in Kauf nehmen möchten als – als die Bitterkeit zu empfinden (Pause). Und was Sie sehr nachdrücklich sagen, ist wohl: Es tut weh, und ich habe versucht, es zuzudecken.

K.: Ich wusste es nicht.

Th.: M-hm. Eigentlich wie eine neue Entdeckung.

K.: (gleichzeitig) Ich wusste es eigentlich nie. Aber es ist – wissen Sie, es ist fast etwas Körperliches. Es ist — es ist gewissermaßen so, als wenn ich in mich hineinschaue auf allerlei – Nervenenden und Stückchen von Dingen, die kleingeschlagen wurden (weint).

Th.: Als wenn einige der empfindlichsten Teile von Ihnen geradezu physisch zerschmettert oder verletzt worden wären.

K.: Ja. Und wissen Sie, ich kriege wirklich das Gefühl »Oh, du armes Ding!«"[21]

21 C. R. Rogers: Therapeut und Klient, S. 25–26

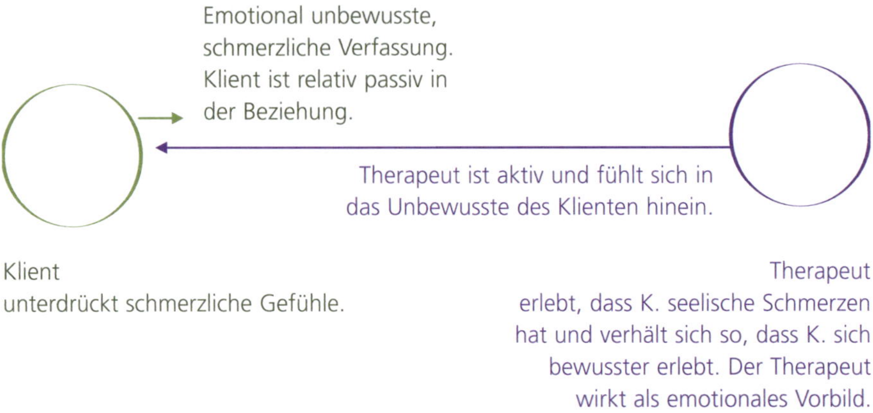

Das obige Beispiel zeigt, wie ein bisher unterdrücktes oder auch zur Ruhe gekommenes Gefühl „hochgeholt" wird. Es wird dadurch bewusst zugänglich, benennbar und gemeinsam anschaubar. Der mitfühlende Therapeut dient als Vorbild für die weitere Verarbeitung. Das tiefe Hineinleben in derartige Gefühle kann allerdings auch Stress auf Seiten aller Beteiligten auslösen. Von Therapeuten ist es bekannt, dass sie beim ständigen Anhören von Trauma-Berichten in „empathischen Stress" geraten können. Anstrengungen und Belastungen hängen mit der Art des Mitfühlens zusammen, wenn Therapeuten sich un ihrer Rolle fixiert und zur Untätigkeit verurteilt fühlen. Therapeuten erleiden im nahen einfühlenden Kontakt oft eine ähnliche Passivität und Hilflosigkeit wie der Geschädigte selbst.[22]

Wie fördert psychologisch geschulte Empathie persönliche Veränderungen?
Diese psychologische Form der Empathie fördert einerseits die emotionale Regression in die Vergangenheit. Andererseits wird die Wahrnehmung, Bewusstwerdung und Objektivierung von Gefühlen innerhalb der aktuellen Beziehungen angeregt. Veränderungsprozesse, die auf diesem Empathie-Verständnis basieren, und die nicht nur im therapeutischen Setting passieren, haben einen sich ähnelnden Ablauf:

1. Die aktuelle Beziehung steht im Vordergrund. Sie wird von den Idealen der Wertschätzung, Empathie und Authentizität geleitet.
2. Der Partner fördert das aktuelle Erleben von Gefühlen. Er fördert durch Einfühlung in das Unbewusste des Anderen auch dessen Rückbesinnung auf vergangenes Erleben und das Auftauchen

22 vgl. G. Fischer: Psychotraumatologie, S. 342

übergangener oder verdrängter Gefühle, Verletzungen und Konflikte.

3. Wenn jemand intensiv und interessiert zuhört und immer wieder akzeptiert, wie man seine Überlegungen und Gefühle äußert, kann man mehr und mehr lernen, seine eigenen Gefühle anzunehmen.
4. Selbst wenn unangenehme Aspekte auftauchen, ändert sich nichts an der akzeptierenden Grundhaltung des Gegenübers. Man lernt diese Haltung sich selbst gegenüber einzunehmen.
5. Damit werden Voraussetzungen für Weiterentwicklung geschaffen.
6. Wenn man in der Lage ist, seine Gefühle bewusster wahrzunehmen, gelangt man zu größerer Übereinstimmung – das heißt man kann sich über seine inneren und äußeren Erlebnisse äußern.
7. Man gewinnt Freiheit und Sozialfähigkeit. Reifen und Veränderungen gehen mit der Fähigkeit einher, Gefühle bewusst zu kontrollieren. Wenn man bewusst Verantwortung für seine eigenen Äußerungen und Gefühle übernimmt wird man eigenständiger, unabhängiger.[23]

23 in Anlehnung an C. R. Rogers: Therapeut und Klient, S. 46

III. Alte und neue Meditationsformen

Spirituell erweitertes Menschen- und Entwicklungsbild

Den meisten psychologischen Modellen und Praktiken liegen ebenso wie der Naturwissenschaft Menschenbilder zu Grunde, die sich auf die physischen und psychischen Verhältnisse beschränken. Geistige Dimensionen des Lebens, die übersinnliche, unvergängliche, ungreifbare, unsichtbare, unwägbare Verhältnisse einbeziehen, werden von spirituellen Lebensvorstellungen erfasst. Eine anthroposophisch-ganzheitliche Perspektive rückt seelisch-geistige Entwicklungs- und Gestaltungsprozesse und eine vierfache Gliederung des Menschen in den Mittelpunkt. Im Folgenden werden die einzelnen Glieder so dargestellt, dass damit ein spirituell erweitertes Verständnis der Empathie vorbereitet wird. In der Literatur von Heinz Grill[24] und von Rudolf Steiner[25] finden Sie umfassende Darstellungen dieses Bildes vom Menschen und der vom Geistigen ausgehenden Ich-Entwicklung.

Das Ich als unabhängige schöpferische Dimension

Wir Menschen gleichen uns darin, dass jeder sich im Denken, Fühlen und Handeln als eigenständig erlebt. Zugleich unterscheiden wir uns durch dieses Erleben des eigenen Ichs vom Du des Gegenüber. Aus spiritueller Perspektive wird das Ich als hoch aktive Dimension beschrieben, die weit über den üblichen Verstand oder nur reagierende oder sinnlich erfassbare Ebenen hinaus reicht: *„Das Ich ist der reine, schöpferisch wirkende Bestand der Schöpfung... Es ist das Unendliche, das Undenkbare, das Unmessbare und somit auch das, vom Intellektuellen her gesehen, Ungreifbare“.*[26]

Dieses Ich zentriert sich im Menschen und äußert sich wie eine sprudelnde Quelle, die ständig nach außen hin tätig ist: Neues schaffend und wandelnd. Es motiviert zu Weiterentwicklung sogar innerhalb der Folge von mehreren Leben, die in diesem spirituellen Verständnis für den Menschen angenommen werden. Während das Ich im Menschen und innerhalb der Welt tätig ist und alles durchdringt, bleibt es zugleich frei von der Materie, frei vom Körper, vom Unbewussten. In jedem Moment des Lebens ermöglicht das Ich unabhängiges Planen, Handeln und Gestalten. Es entwickelt sich selbst ständig weiter durch intensive Auseinandersetzung mit der Umwelt und auch durch immer wieder kehrendes Interesse für andere Menschen: *„Das menschliche Ich, das sich jeden Augenblick auf unterschiedliche Weise beim Erwachsenen durch die Entwicklung von Weisheit und Empathie ständig neu bildet und in die erweiterte Intensität des Daseins treten möchte, schenkt sowohl die steigende Interessenskraft am Gegenüber wie auch die mögliche Freiheit des Menschseins“.*[27] Diese Anschauung des Ich wird mit dem Begriff der geistigen Individuation erfasst.

24 zum Beispiel „Kosmos und Mensch“ sowie „Das Wesensgeheimnis der psychischen Erkrankungen“
25 zum Beispiel „Die Geheimwissenschaft im Umriss“, Theosophie“
26 H. Grill: Die Gründung des Ich-Selbst im Herzzentrum, S. 5
27 H. Grill: Die Signaturen der Planeten, S. 69

Die Vorstellungen vom Ich lassen sich aber auch mit den Begriffen aus dem Yoga „atman" für das freie, höhere Ich-Selbst und „jiva" für das verkörperte Ich im Menschen verbinden: *„Dieser höchste (par-) atman wird in die Erde hineingeboren und strömt mit den Jahren immer tiefer in die Welt hinein. Auch entwickelt er sich durch eine moralische, ästhetische und spirituelle Inhaltsgebung im Leben weiter und bleibt auch weiterhin frei".*[28]

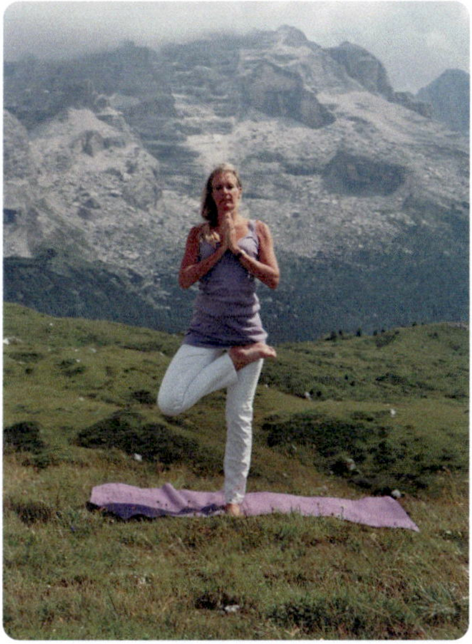

Das Ich drückt sich in der Gestaltung von Handlungen und Formen aus. In der Yogaübung „Baum" (tadasana) wird eine Vorstellung für das Ich herangebildet, das sich von außen nach innen – oder von oben nach unten bis in den Körper – entwickelt. Je besser die Wahrnehmung dafür ausgeprägt wird, dass es eine Innen- und eine Außenwelt gibt, umso eher entsteht ein Gefühl für ein eigenes Zentrum und umso leichter lässt sich das körperliche Gleichgewicht wahren. Es ist das Herz als Empfindungsorgan (im Yoga als Herzcakra benannt) betont. Dort wurzelt ein Gefühl für das eigene Ich, welches ruhige Betrachtungen der Außenwelt genauso wie von sich selbst, von seinem eigenen Denken, Fühlen und Handeln zulässt und steuert.

Das Ich und die Gedanken

„Das eigene Ich, jiva, das zugleich auch das Welten-Ich ist, purusa, ist die tragende Kraft zur Bildung von Gedanken und Vorstellungen, es prophezeit die bewusste Lenkung und Ausrichtung von Empfindungen und erlässt schließlich die bewusste und freie Handlungskraft im Willen. Je nachdem, wie wir unsere Gedanken und Empfindungen bilden, wird sich unsere Daseinsstufe entwickeln. Wir sind zu diesem freien Willen in der Seele geboren".[29]

Das Erleben und die Weiterentwicklung des Ichs hängen damit zusammen, wie aktiv man wahrnimmt, Gedanken bildet, empfindet, und wie frei man handelt. Aufgrund der Kraft und Aktivität des Ichs reagiert ein Mensch nicht nur passiv und wie ausgeliefert, auf äußere oder innere Umstände wie Sinnesreize, Gefühle, Bedürfnisse, Triebe und Willensimpulse. Vielmehr wirkt er permanent aktiv mit den eigenen Wahrnehmungen, Ideen, Erkenntnissen, Gefühlen, mit Werten und Zielen sowohl an der Gestaltung des eigenen Lebens als auch an der Umwelt mit.

28 vgl. H. Grill: Die goldene Lichtgestalt, S. 42
29 H. Grill: Kosmos und Mensch, S. 90

Ich-Verlust oder Ich-Schwäche zeigt sich zum Beispiel in Gefühlsschwankungen, in widersprüchlichen oder im Extremfall in unbewussten oder zerstreuten bis hin zu chaotischen Erfahrungs- und Ausdrucksformen. Ohne eigenes Ich würden wir uns eher verhalten wie Tiere in der Wildnis.

Bewusst Gedanken auszuwählen, betrachtend aufrechtzuerhalten, zu bewegen – also in Freiheit zu denken – und aus diesem Prozess Empfindungen und Handlungen abzuleiten, sind menschliche Möglichkeiten, Fähigkeiten und Aufgaben.

In spiritueller Hinsicht stehen Gedanken am Uranfang der Schöpfung. Sie sind in der geistigen Dimension beheimatet. Gedanken sind von der Materie unabhängige, für die üblichen Sinne unsichtbare lichtvolle und wärmende Wesen. Man kann sich Gedanken wie Feuerkräfte, wie feurige *Sonnenfunken* vorstellen, die zu Transformationsprozessen im Irdischen beitragen können, wenn sie von uns entdeckt, aufgenommen und im Alltag umgesetzt werden. In der Art wie die auf die Erde treffenden Sonnenstrahlen von Pflanzen so umgesetzt werden, dass sie charakteristische und doch ähnliche Formen entstehen lassen, so regen die *Gedankenkräfte* in sonnenhafter Weise jeden Menschen an, so dass der Mensch an ihnen wachsen kann. Auch wenn schöpferische Gedanken zunächst abstrakt (lat. abstractus: entfernt, getrennt) und unpersönlich, weltenfern und unerreichbar wie die kosmische Sonne

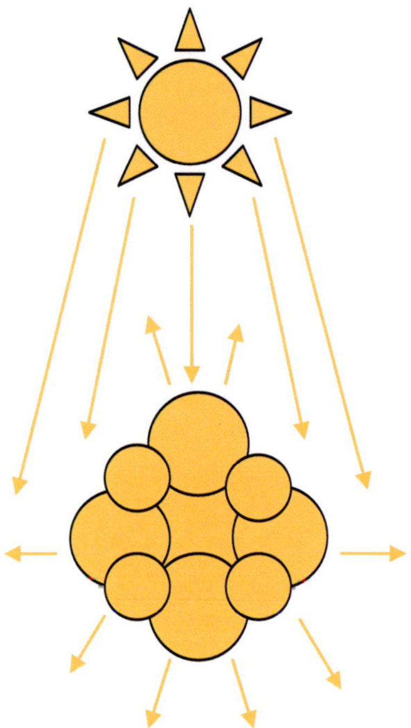

Gedanken sind als geistige Seite der Sonne im Ursprung fern von uns. Sie umgeben uns wie Sonnenstrahlen.

Wir können Gedanken bewusst erleben und bewegen und dabei in Beziehungen sonnenhaft aktiv, ausstrahlend und verbindend wirken.

erscheinen, so bleiben sie es nicht, wenn sie mitgedacht, mitempfunden und weiterentwickelt werden. Gedanken können durch unsere seelischen Aktivitäten zu ganz konkreten (lat. concretus: dicht, fest) Formen führen. Im Zwischenmenschlichen können sie wie kleine innere Sonnen wärmend ausstrahlen und zur Weiterentwicklung anregen: *„Ein Gedanke, der in dem Geiste auftritt, wird durch die Seele in den Wunsch nach Verwirklichung umgesetzt und kann erst dadurch mit Hilfe des leiblichen Werkzeuges zur Tat werden."*[30]

Die Seele wünscht Beziehung

Ein weiteres, dem Ich folgendes Wesensglied ist der Astralleib. Dieses Wort wird hier für den sinnverwandten Begriff der Seele verwendet. Als Träger des Bewusstseins wirkt der Astralleib wie ein Handwerker für das Ich und seine Aktivitäten und schafft Beziehungen zwischen Menschen, Gedanken und Materie. Der Astralleib verbindet Gegensätze wie Außen und Innen oder Ein- und Ausatmen im rhythmischen Wechsel, insbesondere auch polare Gefühle wie Enge und Weite, Angst und Hoffnung, Lust und Unlust, Freude und Schmerz. All diese Pole lassen sich zurückführen auf den Kontrast von Sympathie und Antipathie in der Seele, welcher Anziehung und Abstoßung verursacht. Wechselspiele im Beziehungsleben, wie das Miteinander-Verbunden-Sein und wiederum Voneinander-Getrennt-Sein, sind dadurch bedingt. Soziale Bedürfnisse nach gemeinschaftlicher Verbindung motivieren die Beziehungsaufnahme zwischen uns und regulieren unsere Kontakte im Sinne von Nähe und Distanz. Dabei sucht der Astralleib von sich aus immerfort weitere Ausdehnung, Begegnung und Berührung: *„Er ist gleichsam wie das Licht des Kosmos, das sowohl zur Erde als auch zu den Weltenräumen ausstrahlend und sehnsüchtig nach empfindsamer Berührung tätig ist"*.[31] In diesem Sinne treiben die sozialen Bedürfnisse kulturelle Neuerungen voran.

Nicht nur das Bewusstsein sondern auch das Unbewusste ist Teil des Astralleibes. Während das Bewusstsein das zentrale Nervensystem, das Gehirn und die Sinneswahrnehmungen benötigt und anführt und die willkürlichen Bewegungen vorbereitet, lässt sich das Unbewusste[32] mehr dem sogenannten autonomen oder vegetativen Nervensystem zuordnen. Dieses innerviert alle Bauchorgane und bündelt sich in speziellen Nerven-Knotenpunkten, die im Rumpfbereich mit einigen der im Yoga bekannten feinstofflichen Energie- und Seelenregionen – den *cakras* – übereinstimmen. Der auf- und abbauende Stoffwechsel und auch die automatisierten, unwillkürlichen Bewegungen finden im Bereich des Unbewussten statt. Antriebsmuster sind dort in Form von bestimmten nervlichen Verknüpfungen und Reaktionsketten ebenso aufgespeichert wie vergangene Erfahrungen. Verdrängte Traumata zum Beispiel können dort abgeschirmt sein vor dem

30 R. Steiner, Theosophie, S. 89
31 H. Grill: Die Seelendimension des Yoga, S. 192
32 Hier soll nicht der Eindruck erweckt werden, dass das Unbewusste nur Problematisches enthält oder steuert. Zum Einen funktionieren unsere Organe unbewusst. Zum Anderen wurde schon in einem vorhergehenden Abschnitt beschreiben, dass die humanistische Psychologie das Unbewusste im Zusammenhang mit ungelebten Potentialen und Fähigkeiten sieht. Des Weiteren sind wir uns der geistigen Welten nicht bewusst, zu denen die schöpferischen Gedanken und Kräfte gehören.

Bewusst-Werden. Dann bleiben sie im Unbewussten so erhalten, wie sie ursprünglich erlebt worden sind, auch wenn die äußeren Verhältnisse inzwischen ganz andere geworden sind. Wenn Widerstände Verdrängtes daran hindern, ins Bewusstsein zu dringen, äußert es sich auf eine andere, versteckte Weise, zum Beispiel in Gefühlsausbrüchen, wiederkehrenden Konflikten, Krankheiten oder Projektionen.

Das Gefühlsleben und der sogenannte rhythmische Pol des Menschen, zu dem das Herz-Kreislaufsystem und die Atmung gehören, sind aus Yogasicht vermittelnde Verbindungsglieder zwischen den bewussten und unbewussten Seiten des Astralleibes.

Während bei uns Menschen der Astralleib vom Ich aus geordnet und strukturiert wird, lässt sich bei Tieren die Tätigkeit des Astralleibes in seinen instinktgeprägten Wirkungen und Ausdrucksformen beobachten. Um deren astrale Regungen zu erfassen, kann man Tiere in ihren Bewegungen betrachten oder sich Tierlaute anhören mit der Fragestellung, welche Stimmung sich in der Bewegung oder Stimme des Tieres ausdrückt. Eine Tierstimme lässt Schmerz, Neugier, Vertrautheit, Hoffnung, Angst, Aggression oder Rivalität des Tieres in reiner Form mitempfinden.[33]

Bei Tieren – hier ein beobachtendes Eichhörnchen und ein Fuchs auf der Pirsch – lassen sich Aktivitäten des Astralleibes indirekt in ihren Blicken, Bewegungen und ihrer Beziehungsaufnahme mitempfinden.

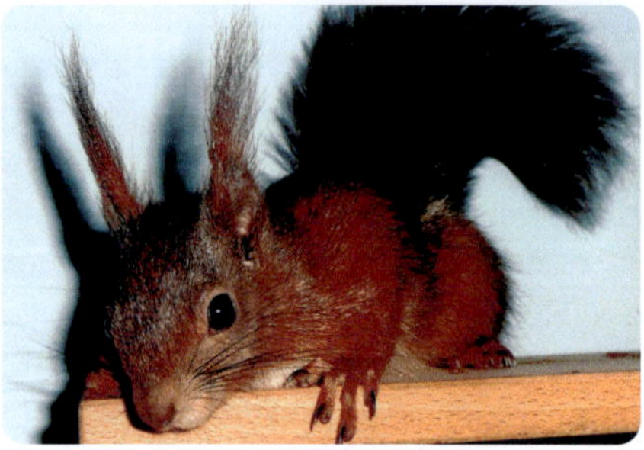

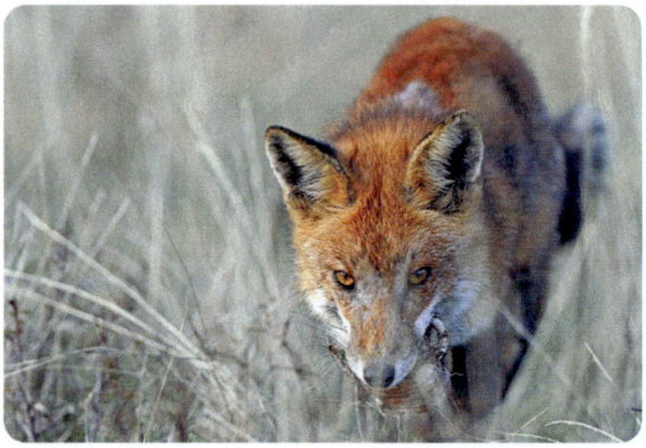

Während das Eichhörnchen hier wahrnehmend-kontemplierend schaut, wirkt der Fuchs zielstrebig aktiv.

Bedeutsam ist, dass der Astralleib sich nicht auf ein einzelnes Lebewesen beschränken lässt. Vielmehr hängt er mit der mehr oder weniger fernen Umgebung, mit dem Universum und sogar mit den Seelen der Verstorbenen zusammen. Das Wort Astralleib heißt übersetzt Sternenleib und weist auf seinen kosmischen Ursprung hin. Im Allgemeinen stellt man sich unter dem Kosmos den gesamten Weltraum oder die grundlegende Welt-Ordnung vor, die das sichtbare Universum als harmonisches Ganzes aufrechterhält. Kosmische Ordnung steht im Gegensatz zu Chaos als Zustand

33 vgl. R. Steiner: Wie erlangt man Erkenntnisse der höheren Welten

vollständiger Unordnung oder Verwirrung.

Aus spiritueller Sicht ist der kosmische Raum auch ein seelischer, nämlich die Heimatregion der Seelen. Nach dem Abscheiden des Körpers lebt eine Seele zunächst in der kosmischen und später in der geistigen Welt weiter, bis sie unter neuen Bedingungen in einem anderen Körper wiedergeboren wird. Die Seele existiert sowohl innerhalb des menschlichen Körpers und dessen verschiedenen Organen als auch außerhalb – also auch noch nach dem Tod – als schwereloses *„Lichtwesen des Kosmos"* und als *„innerer Sternen- oder Planetenleib"*.[34] In den persönlichen Wünschen zu lieben und Liebesgaben in die Schöpfung hineinzutragen, drückt sich aus, wie die Seele nach individuellen und gemeinschaftlichen Fortschritten drängt.[35] Die einzelnen Kräfte, in denen sich die Seele äußert, nämlich das Denken, Fühlen und Wollen, können bewusst weiter entwickelt und gekräftigt werden, was in späteren Kapiteln ausgeführt wird.

Der Ätherleib gestaltet

Den Ätherleib als drittes Wesensglied haben wir gemeinsam mit allen anderen Lebewesen. Wenn man einen Stein mit einer Pflanze vergleicht, gewinnt man am einfachsten einen Eindruck von der Bedeutung des Ätherleibes. Dieser bewegt lebensfördernde und lebensbildende Substanzen. Jene Substanzen – die Lebenskräfte – vermitteln Neubilden und Sterben, Ab- und Aufbauen, bewirken Wachsen sowie lebendiges Gestalten, Formen und Begrenzen. So wächst und stirbt eine Pflanze zugleich, indem sie lebt. Beim Menschen wandeln sich die dem Wachsen dienenden Lebenskräfte im Laufe des Lebens zum Teil zu Denkkräften um.[36] Darin unterscheiden sich menschlicher und pflanzlicher Ätherleib. Bei Menschen ermöglicht der Ätherleib das Denken. Zudem ist er Träger des Gedächtnisses bis hin zum sogenannten Karma-Gedächtnis (Schicksal), das aus Yoga-Sicht die Wirkungen von Handlungen im Kreislauf der menschlichen Wiedergeburten weiterträgt und ausarbeitet.

Als feinstoffliches Wesensglied ist der Ätherleib ebenso wie das Ich und die Seele nur indirekt mit den Empfindungen und Organen des Astralleibes – dies sind die *cakras* – und nicht direkt mit den körperlichen Sinnesorganen erfahrbar.

Der Ätherleib wirkt mit seiner fließenden Dynamik insgesamt ähnlich wie das Wasserelement und ist auch innerhalb des Wässrigen tätig. Im Wasser begegnen sich alle Elemente. Das Wasser ist sogar besonders aufnahmefähig für diese. Betrachtet man das Fließen eines Flusses, bemerkt man wie Feuer, Luft, Wasser und Erde ineinander spielen: Getragen von der Erde spielt an der Wasseroberfläche das Licht, während die Wärme sich mit der umgebenden Luft- und Lichtregion und dem Wasser fühlbar verbindet und an niedrigen Stellen auch den Flussgrund erwärmt. Im Zusammenspiel der Elemente findet ständiger Umbau statt. Der Fluss verändert in jedem Moment des Fließens seinen Verlauf.

34 vgl. H. Grill: Der mentale und moralische Ansatz in Spiritualität und Heilkunde
35 vgl. R. Steiner/I. Wegman: Grundlegendes zur Erweiterung der Heilkunst, S. 12
36 R. Steiner: Theosophie, S. 35

In ähnlicher Weise ist der Ätherleib beim Menschen modellierend tätig. Er verbindet den mit Licht oder Luft vergleichbaren Astralleib und das feuerartige Ich mit dem erdhaften Körper so, dass immerwährende innere und äußere Veränderungen folgen. Ganz natürlich stehen wir beim Atmen, Arbeiten und allen Gesprächen immer im Kräfteaustausch miteinander und mit der Umgebung. Uns fließen Ätherkräfte von außen zu, die wir gebrauchen, so wie wir materielle Rohstoffe verwerten. Doch wir können auch für Neuaufbau, Vermehrung und Qualitätsverbesserung von Ätherkräften sorgen.

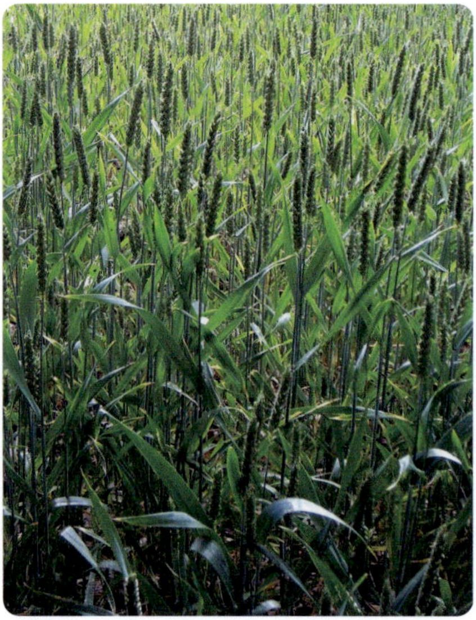

Getreidepflanzen, die in eleganter Art aufwärts streben, sind ein besonders schöner Ausdruck eines ätherischen Kräftewirkens, das der Schwerkraft entgegen wirkt.

Der Körper in der Schöpfung

Der menschliche Körper gehört wie jeder andere sicht- und greifbare materielle Körper, wie Steine, Pflanzen und Tiere, zur Erde. Auch weil er vergänglich ist, der Schwerkraft unterliegt, feste Abgrenzung und Ruhe vermittelt, ist der Körper von der Seele und vom Ich unterscheidbar. Einen schönen Eindruck für materielle Vergänglichkeit und Ruhe zugleich hinterlässt das Bild einer schmelzenden Schneedecke, während ruhende Bergformationen an Ewiges und Unvergängliches erinnern. Der Körper des Menschen ist in seiner Form und Funktion von den höheren Wesensgliedern, vom Ich, von der Seele und den Lebenskräften abhängig, und dient diesen wie eine haltgebende Basis oder wie ein Instrument zu ihrer Betätigung im irdischen Leben. Aus metaphysischer Sicht ist der Körper der sinnlich erlebbare Ausdruck und das konkret geformte Endergebnis des Schöpfungsprozesses. Die geistige Welt manifestiert sich aus einem großen übersinnlichen Raum über feinste, für uns kaum empfindbare Vorgänge in der sinnlich wahrnehmbaren klaren Gestalt der Materie. Wir können uns jegliche physische Substanz als Ausdruck für einen schon vergangenen, zur Ruhe gekommenen schöpferischen Vorgang vorstellen, wie „eingefangenes", verdichtetes und greifbar gewordenes Gedankenlicht. In ihrer Idealform ist Materie rein und lichtdurchlässig wie ein Diamant.

So gesehen begegnet man beim Betrachten von Materie nicht nur der sichtbaren Form, sondern mehr oder weniger unbewusst sogar den inne liegenden schöpferischen Gedanken. Diese lassen sich mit gesteigerter seelischer Kraft erkennen.

Die äußeren Formen von Menschen, Pflanzen, Tieren und Bergen offenbaren lichtvolle Schöpfungsbewegungen.

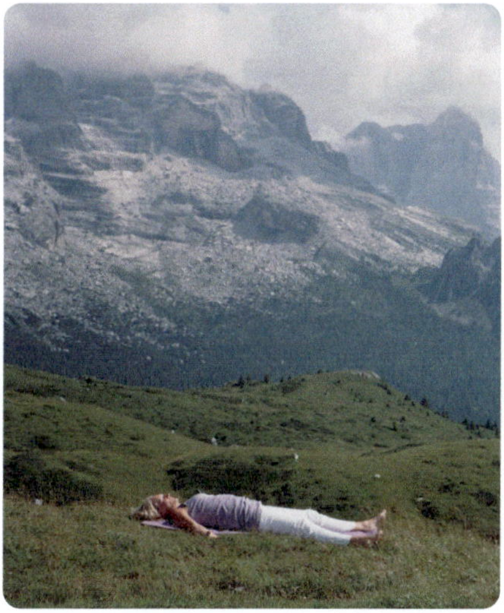

Der Körper in der Yoga-Entspannungslage.

Traditionelle Meditationsarten

Die Ursprungsverben *meditari* (lateinisch) und *medomai* (griechisch) bedeuten beide „(nach-) denken oder -sinnen, überlegen". *Meditari* ist zudem verwandt mit *mederi* „heilen" und *medicina* „Heilkunst". Alle drei Begriffe lassen sich vom indogermanischen Wortstamm *me(d)* herleiten, der für „messen, ermessen, Rat wissen" steht. Die beiden menschlichen Kräfte des Denkens und des Heilens stehen sich demnach in erstaunlicher, doch zu wenig beachteter Weise sehr nah. So wie man die Medizin als menschliche Kunst, als Heilkunst, bezeichnet, so könnte man auch bei der Meditation von einer Kunst sprechen, nämlich von der Kunst des Denkens. Ein bewusster gestalteter und sogar schöpferischer Umgang mit dem Denken lässt sich beim Meditieren erlernen.

In den grundlegenden Yoga-Schriften werden verschiedene Auffassungen von Meditation verbreitet. Den wohl bedeutendsten Einfluss auf die derzeitigen Yoga-Praktiken hat das vor 1800 Jahren entstandene klassische achtgliedrige System des indischen Gelehrten Patanjali. Die Basis dieses als Königspfad bezeichneten *Raja*-Yoga bilden moralische Prinzipien (yamas), Tugenden der Gewaltlosigkeit, Wahrhaftigkeit, Begierdefreiheit, des Nicht-Stehlens und Nicht-Hortens. Diese werden durch äußere Lebensvorschriften ergänzt, nämlich Reinheit, Genügsamkeit, inneres Feuer für die Vervollkommnung, Studium der heiligen Schriften sowie Hingabe an das gewählte spirituelle Vorbild. Die Praxis der Asanas, die als klassische Körperstellungen des Hatha-Yoga auch in unserer Kultur inzwischen ja sehr populär sind, stellt die Stufe drei dieses Yogapfades dar. Der vierte Schritt der Atembeherrschung (pranayama) geht (pratyahara), dem Zurückziehen der Sinne oder dem allgemeinen Rückzug des Bewusstseins und Lebens von der Außenwelt voran. Als sechster Schritt wird die Konzentration (dharana) und als siebter die Meditation (dhyana) gelehrt. Als achte Stufe, über die der Yoga-Weg noch hinaus führen kann, ist der überbewusste

Zustand reiner Kontemplation oder Einheits-Erfahrung (samadhi) möglich.

Die Unterschiede bei den Übersetzungen der Patanjali-Schrift sind groß, besonders wenn es um den Stellenwert des Denkens und der Beweglichkeit des Denkens geht.[37] Der zweite Vers lautet: *„Yoga citta vrtti nirodha"*. Er wird mal als Unterdrückung, mal als Abschneiden, mal als Glätten aller Wellen des Bewusstseins oder als Fixieren der Gedanken übersetzt: *„Yoga ist die Fähigkeit, sich ausschließlich auf einen Gegenstand, eine Frage oder einen anderen Inhalt auszurichten und in dieser Ausrichtung ohne Ablenkung zu verweilen"*.[38] Bei dieser Interpretation haben nicht Leere und Stille des Bewusstseins Vorrang, sondern die Kraft, sich nach außen zu richten, bei einer Sache zu bleiben und dabei Ablenkungen zu vermeiden. An späterer Stelle wird das Ergebnis dieser Konzentration als Erkenntnisfindung benannt.

In einem noch älteren Yoga-Schriftstück, der Bhagavad-Gita, wird Meditation im Sinne von Läuterung und Eins-Werden erläutert: *„Der Yogin soll ständig das Eins-Werden mit dem Selbst üben (so dass dies zu seinem normalen Bewusstsein wird), indem er abgesondert und allein sitzt, alles Verlangen und jeden Gedanken an Besitz aus seinem Mental verbannt und in seinem ganzen Wesen und Bewusstsein selbstbeherrscht ist. An einem sauberen Ort soll er … sitzen in Konzentration seines Mentals und in voller Beherrschung der Wirkweisen des mentalen Bewusstseins und der Sinne. So soll er zur Läuterung seiner selbst den Yoga üben"*.[39] Am Ende der Passage wird dem Meditierenden empfohlen, seine Meditation auf den Gott Krishna zu richten, um so an dessen Frieden und Befreiung teilzunehmen. Obwohl man sich intensiv hinwendet, wird die schöpferische Gedankenbildung vom Meditierenden nicht als eigenständige Kraft eingesetzt.

Erfahrungsbericht eines indischen Yogis

Wie wenig empathisch und wie streng und asketisch in Bezug auf irdische Belange Yoga früher praktiziert wurde, soll mit dem anschließenden Textauszug nachfühlbar verdeutlicht werden. Der Kontakt mit der Außenwelt, sogar zu den natürlichen Elementen, vor allem aber mit Menschen sollte weitestgehend vermieden werden, obwohl ja zumindest über die Versorgung mit Lebensmitteln immer indirekter Kontakt mit Menschen und Elementen bestehen musste. Der Ausschnitt aus der sogenannten Leuchte des Hatha-Yoga, Svatmarama's Hathayogapradipika, ist 1893 erstmals in deutscher Übersetzung und nur wenige Jahre vorher in Indien erschienen: *„Von dem Yogin, der nach Vollendung strebt, muss die Kenntnis des Hatha-Yoga vollends geheim gehalten werden; geheim gehalten ist sie wirksam, kund gegeben aber ist sie wirkungslos. In einem wohlregierten, rechtschaffenen Lande, an einem ruhigen, mit Lebensmitteln wohl versehenen Ort, in einer einsamen Zelle, die auf eine Entfernung von einer Bogenlänge von Felsen,*

37 vgl. P. Prakasch: Yoga der innere Weg zur Befreiung, O. A. Isbert: Yoga – Arbeit am Selbst, U. Ott: Yoga für Skeptiker
38 T.K.V. Desikachar: Über Freiheit und Meditation. Das Yoga-Sutra des Patanjali, S. 22
39 Sri Aurobindo: Die Bhagavad Gita, Kapitel 6.10–15

Feuer und Wasser ab liegt, soll der Hatha-Yogin wohnen. Die Zelle sei mit einer kleinen Türe versehen, aber ohne Fenster, Vertiefung oder sonstige Öffnungen; sie sei weder zu hoch, noch zu tief, noch zu lang. In einer solchen Zelle wohnend, allem Denken entsagend möge er auf die vom Lehrer gezeigte Weise den Yoga üben. Übermäßiges Essen, Anstrengung, Geschwätzigkeit, Beobachtung von unnötigen Gelübden, Umgang mit Menschen, Unbeständigkeit, durch diese sechs wird der Yoga vereitelt. Ausdauer, Mut, Entschlossenheit, Erkenntnis des Wahren, Glaube, Vermeidung des Umgangs mit Menschen. Diese sechs verhelfen zum Gelingen des Yoga." Gemäß dieser traditionellen Anweisung gilt Denken also als Hindernis im Yoga.

Welche Schwierigkeiten im Sozialleben durch extreme im Yoga typische Selbstbefreiungs-Versuche entstehen können, bekundet Gopi Krishna (1903–1984), der Jahrzehnte lang die Kundalini-Methode praktizierte. Diese ist auf die Erfahrung höherer Energien ausgerichtet. Das anschließende Beispiel ist natürlich nicht auf alle anderen Yogarichtungen zu übertragen und soll auch nicht den Wert der spirituellen Bemühungen um Befreiung oder Veränderung herabmindern. Deutlich werden an den Schilderungen aber allgemeine Gefahren derjenigen Vorgehensweisen, die das Bewusstsein einengen, das Denken ausschalten und damit das Unbewusste betonen. Während in der nachfolgend vollständig zitierten Erfahrung das Bewusstsein phasenweise in körperlichen Energieströmen und ekstatischen Gefühlen und Erlebnissen untergeht, ist die Dauer und Intensität der erschöpfenden, körperlich und seelisch auslaugenden und Empathie blockierenden Folgen alarmierend. G. Krishna berichtet, wie ein Tag nach einem ganz besonders intensiven Versenkungserlebnis in Unruhe und Erschöpfung endete, wie schlaflos die folgende Nacht war, wie eine schwächere Wiederholung des Erlebnisses am nächsten Morgen noch mehr Zerschlagenheit hinterließ, und wie nach einigen Tagen die Fähigkeit zur Konzentration und damit das bisherige wohlgeordnete Alltagsleben sogar verloren gingen. Was blieb, waren diverse nervliche, sexuelle und andere sinnliche Erregungen, so zum Beispiel Erscheinungen kupferfarbener durcheinander rasender Lichterwirbel bei unerträglicher Helligkeit. Erschöpfung und Erkrankungen sowie die Beschäftigung mit sich selbst hielten noch Jahre später an. Zu G. Krishnas Entsetzen gingen die elementarsten Empfindungen für menschliche Kontakte und selbst die Liebe zur Ehefrau und zu seinen Kindern für viele Jahre verloren. Diese tiefgreifenden Störungen im Gefühls- und Beziehungsbereich blieben unbeeinflussbar und bildeten sich nur spontan und erst nach zehn Jahren zurück. *„Eines Morgens, Weihnachten 1937, saß ich mit gekreuzten Beinen im Zimmer eines kleinen Hauses … in Nordindien. Ich meditierte… Durch lange Übung war ich daran gewöhnt, stundenlang in der gleichen Stellung zu sitzen ohne die geringste Unbequemlichkeit, und ich saß da, atmete langsam und rhythmisch, richtete meine Aufmerksamkeit auf den obersten Teil meines Kopfes und versenkte mich in eine imaginäre Lotusblüte, die dort in hellem Licht erstrahlte. Ich saß unbewegt und aufrecht.*

Ohne Unterbrechung strömten meine Gedanken zu dem leuchtenden Lotos hin, in der festen Absicht, meine Aufmerksamkeit dort zu halten, vom Abschweifen zu bewahren und sie immer wieder zurückzubringen, wenn sie sich in eine andere Richtung bewegten. Die Intensität der Konzentration unterbrach meinen Atem. Langsam wurde er so still, dass er kaum mehr wahrnehmbar war. Mein ganzes Wesen war so sehr in den Lotos eingetaucht, dass ich für mehrere Minuten hintereinander die Berührung mit meinem Körper und meiner Umgebung verlor. Während einer solchen Unterbrechung – für einen Augenblick – war es mir, als ob ich mitten in der Luft ohne irgendein Körpergefühl schwebte. Das Einzige, dessen ich gegenwärtig wurde, war ein Lotos, in hellem Glanz, der Strahlen von Licht aussandte. Diese Erfahrung haben viele Menschen gemacht, die in dieser oder anderer Form sich für eine längere Zeit regelmäßig in der Meditation geübt haben. Aber, was sich an diesem schicksalhaften Morgen bei mir ereignete und mein ganzes Leben wandelte, mögen nur wenige erlebt haben. Während eines Augenblicks der starken Konzentration fühlte ich etwas Seltsames unten an der Wirbelsäule, gerade dort, wo ich den Boden berührte… Die Empfindung war so außerordentlich und wonniglich, dass ihr meine Aufmerksamkeit folgen musste…

Die Empfindung, die von unten immer höher nach oben wanderte, war so intensiv, so ungewöhnlich, und stellte alles Bisherige in den Schatten, dass trotz aller meiner Anstrengungen meine Gedanken sich darauf richteten. Im selben Augenblick verschwand sie wieder. Nun war ich davon überzeugt, dass mir Außerordentliches widerfahren war und hierfür meine täglichen Konzentrationsübungen verantwortlich waren. Ich hatte wunderbare Berichte von gelehrten Männern über große Wohltaten als Ergebnis der Konzentration gelesen und über geheimnisvolle Kräfte, die die Yogis durch solche Übungen erlangt hatten. Mein Herz begann wie wild zu schlagen, und ich fand es schwierig, meiner Aufmerksamkeit den notwendigen Grad an Zielgerichtetheit zu geben. Aber nach einer Weile wurde ich ruhig und fand mich bald in tiefer Meditation. Als ich vollkommen versunken war, erfuhr ich die gleiche Empfindung, aber diesmal nahm ich meine ganze Kraft zusammen, um meine Gedanken auf dem Punkt zu halten, auf den ich sie eingestellt hatte. Mit großer Disziplin blieb meine Aufmerksamkeit dort gebannt. Die Empfindung stieg wieder nach oben, wuchs an Intensität, und ich fühlte, wie ich zu schwanken begann. Mit großer Mühe konzentrierte ich mich auf den Lotos. Plötzlich fühlte ich einen Strom flüssigen Lichtes, tosend wie einen Wasserfall, durch meine Wirbelsäule in mein Gehirn eindringen. Ganz unvorbereitet auf ein solches Geschehen war ich völlig überrascht. Ich blieb in derselben Stellung sitzen und konzentrierte meine Gedanken auf den Punkt der Konzentration. Immer strahlender wurde das Leuchten, immer lauter das Tosen. Ich hatte das Gefühl eines Erdbebens, dann spürte ich, wie ich aus meinen Körper schlüpfte, in eine Aura von Licht gehüllt. Es ist unmöglich, dieses Erlebnis genau zu beschreiben. Ich fühlte, wie der Punkt meines Bewusstsein, der ich selber war, immer größer und weiter wurde und von Wellen des Lichtes umgeben war. Immer weiter breitete es sich nach außen hin aus, während der Körper, normalerweise der erste Gegenstand seiner Wahrnehmung, immer mehr in die Entfernung zu rücken schien, bis ich seiner nicht mehr bewusst war. Ich war jetzt reines Bewusstsein, ohne Grenze, ohne Körperlichkeit, ohne irgendeine Empfindung oder ein Gefühl, das von Sinneswahrnehmungen herrührte, in ein Meer von Licht getaucht. Gleichzeitig war ich bewusst und jedes Punktes gegenwärtig, der sich ohne jede Begrenzung oder materielles Hindernis gleichsam in alle Richtungen ausbreitete. Ich war nicht mehr ich selbst, oder genauer: nicht mehr, wie ich mich selber kannte, ein kleiner Punkt der Wahrnehmung, in einem Körper eingeschlossen. Es war vielmehr ein unermesslich großer Bewusstseinskreis vorhanden, in dem der Körper nur einen Punkt bildete, in Licht gebadet und in einem Zustand der Verzückung und Glückseligkeit, der unmöglich zu beschreiben ist. Nach einer Weile – wie lange es gedauert hat, wüsste ich nicht zu sagen – begann der Kreis wieder enger zu werden. Ich fühlte, wie ich mich zusammenzog und immer kleiner wurde, bis ich der Grenzen meines Bewusstseins erst dumpf, dann klarer bewusst wurde. Als ich in meine alte Beschaffenheit zurückschlüpfte, nahm ich plötzlich wieder den Lärm auf der Straße wahr, fühlte wieder meine Arme, meine Beine und meinen Kopf und wurde wieder mein enges Selbst in Kontakt mit Körper und Umgebung".[40]

Aktueller Yoga-Boom

In den letzten Jahren nimmt das Interesse an Meditation und anderen Yogaübungen nicht nur in Deutschland zu, wobei meist schnelle, persönliche Verbesserungen – wie Entspannen und Abschalten vom Alltag oder körperliche oder mentale Fitness – gesucht werden: *„Die Gedanken rasen durch den Kopf, Abschalten scheint unmöglich. Jetzt wäre es schön, mal an nichts zu denken, einfach loszulassen. Ein Ausweg: Meditation".*[41] Als Schritte dahin werden oft Gegenwärtigkeit und Achtsamkeit empfohlen: *„Verstehen wir hier nun Meditation ... als einen achtsamen und wachen Zustand des Betrachtens. Wobei sich die Betrachtung auf nichts Bestimmtes richtet, sondern vielmehr ein Betrachten ist von dem, was jetzt ist".*[42] Eine andere Übung, die zum Mitmachen im Internet angeboten wird, beruht auf Formeln, die suggestiven Charakter haben: *„Verbinde dich mit Segens-Energie, mit der Kraft des Himmels. Lass deinen Kopf mit dieser Lichtkraft leuchten. Dann lass diese Energie durch das Ajna-cakra, das Stirn-Zentrum, das dritte Auge, ausstrahlen als Wohlwollen und Verbundenheit. Lass dich von Sukadev und Saradevi zu dieser kurzen und machtvollen Meditation anleiten. Diese Meditation ist auch für zwischendurch geeignet, wenn du die Kraft deiner Intuition verstärken oder einfach mal wieder Ruhe spüren willst".*[43]

Wie körperliche und mentale Yogaübungen das gesundheitliche Befinden verbessern, beschäftigt in den letzten

40 vgl. C. F. Weizsäcker und G. Krishna: Yoga und die Evolution des Bewusstseins, S. 19 ff
41 vgl. Bonner General-Anzeiger vom 17./18.11.2012
42 vgl. Deutsches Yoga-Forum 4/2012
43 www.yoga-vidya.de/meditation.htm

Jahren vermehrt medizinische und psychologische Forscher. Deren Ergebnisse zeigen bisher, dass regelmäßige Yogapraxis bei einer Reihe von Erkrankungen wirksam ist: Stress, Depressionen, Angst und die Folgen von Traumata können reduziert werden. Kontrollierte Studien liegen auch zur Behandlung von chronischen Rücken-, Nacken- und Kopfschmerzen und zur begleitenden Therapie bei Krebs und Herzerkrankungen vor. Sogar direkt bis ins Erbgut soll Yoga relativ schnell hineinwirken können, indem es vermehrt Gene aktiviert.[44]

Was diese Ergebnisse allerdings wirklich bedeuten, zum Beispiel ob die Gen-Aktivierung tatsächlich positive Auswirkungen hat und wie die langfristigen körperlichen und seelischen Wirkungen sind – geschweige, welche Wirkungen in geistigen Regionen entstehen – ist noch nicht ausreichend untersucht. Naturwissenschaftlich wird Meditation schlicht als „ein Weg zur bewussten Umgestaltung des Gehirns" definiert.[45]

Das Interesse steigt, bestimmte Yoga-Techniken gezielt psychotherapeutisch einzusetzen. Im verhaltenstherapeutischen Rahmen werden mit Yogaübungen psychosoziale Kompetenzen wie Selbstwahrnehmung, Alltags-Konzentration, Unterscheidungs- und Entscheidungsfähigkeiten gestärkt.[46] Die viel verwendete „achtsamkeitsbasierte kognitive Therapie" kombiniert Yoga-Körperübungen mit Psychotherapie und einer Meditationspraxis, bei der es um gedankenfreie Stille sowie absichtsloses und nicht wertendes Gewahrsein im Hier und Jetzt geht.

44 vgl. Interview mit F. Saatcioglu im Deutschen Yogaforum
45 H. Hilbrecht: Meditation und Gehirn
46 vgl. D. Mitzinger: Yoga in Prävention und Therapie

Neuer Yogawille: Beziehungsschaffende Meditation

Welche Konsequenzen kann die Anwendung der traditionellen Methoden für die heutige Zeit haben? Ist man sich der eigenen Motive, die mit einem Yoga-Weg verbunden sind, überhaupt bewusst? Spirituelle Forscher aus West und Ost beschäftigten sich schon um die Wende des 19. zum 20. Jahrhunderts damit und riefen Reformen für die spirituellen Übungsweisen, speziell für die Jahrtausende alten Yoga-Praktiken. Denn die menschlichen Lebens- und Bewusstseinshaltungen, vor allem die Beziehungen zur geistigen und materiellen Welt, haben sich im Laufe Zeit weiter entwickelt.

Der Yogakenner und Begründer der Anthroposophie[47] Rudolf Steiner kündigte Weiterentwicklungen der spirituellen Lehren unter den Namen „Neuer Yogawille" in einem 1919 in Dornach gehaltenen Vortrag *„Die alte Yoga-Kultur und der neue Yogawille. Die Michael-Kultur der Zukunft"* an. Er empfahl, sich zukünftig nicht mehr – wie früher üblich – einseitig in die eigene innere Welt zurückzuziehen und nicht mehr vorwiegend über den Atem nach seelischer Vertiefung zu suchen. Man müsse ganz neue Vorstellungen über die Seele entwickeln und die Seele über bewusste Sinnes-Wahrnehmungen – vor allem des Lichtes – erfahren. Die Sinne sollten die Außenwelt erforschen. Mit jedem Lichtstrahl, mit jedem Ton, mit jeder Wärmeempfindung und deren Abklingen träten wir in seelischen Wechselverkehr mit der Welt. Und dieser Wechselverkehr sei für uns bedeutsam. Was auf diesem Wege von außen in uns hineinwirke, das seien Weltengedanken. Diese würden von innen mit unserem Willen, der dem Menschheitswillen gleiche, beantwortet. Diesen Zusammenhang müssten wir eigenständig erfühlen lernen: *„Wie durch unsere Augen unser Wille wirkt und wie in der Tat die Aktivität der Sinne leise sich hineinmischt in die Passivität, wodurch sich Weltengedanken und Menschheitswille kreuzen. Diesen neuen Yoga-Willen, den müssen wir entwickeln... Wir müssen lernen, nicht immer nur vom Gegensatz zu sprechen zwischen dem Materiellen und dem Geistigen, sondern wir müssen das Ineinanderspiel des Materiellen und des Geistigen in einer Einheit gerade im sinnlichen Auffassen erkennen. ... Wir müssen gewissermaßen, wenn wir das Licht als den allgemeinen Repräsentanten der Sinneswahrnehmung hinstellen, uns dazu aufschwingen, das Licht beseelt zu denken, so wie es selbstverständlich war für den Menschen des zweiten, des dritten vorchristlichen Jahrtausends, die Luft beseelt zu denken, weil sie das auch war. Wir müssen uns gänzlich abgewöhnen, dasjenige im Licht zu sehen, was das materialistische Zeitalter gewöhnt ist, in dem Licht zu sehen... Wir müssen uns darüber klar*

47 Anthroposophie (von griech. ánthropos ‚Mensch' und sophía ‚Weisheit'; bedeutet wörtlich „Weisheit vom Menschen". Sie wurde von Dr. Rudolf Steiner (1861–1925) begründet. Er hat die von ihm entwickelte Lehre vielfach auch als anthroposophische Geisteswissenschaft bezeichnet und wollte mit ihr auf die anzustrebende, exakte, auf geistige Erfahrung gegründete, wissenschaftliche Erforschung des Geistigen hinweisen. „Unter Anthroposophie verstehe ich eine wissenschaftliche Erforschung der geistigen Welt, welche die Einseitigkeiten einer bloßen Natur-Erkenntnis ebenso wie diejenigen der gewöhnlichen Mystik durchschaut, und die, bevor sie den Versuch macht, in die übersinnliche Welt einzudringen, in der erkennenden Seele erst die im gewöhnlichen Bewusstsein und in der gewöhnlichen Wissenschaft noch nicht tätigen Kräfte entwickelt, welche ein solches Eindringen ermöglichen." zit. nach vgl: www. anthrowiki.at/Anthroposophie

werden, dass die Seele durch den Weltenraum dringt auf den Schwingen des Lichtes... Wenn man den Ausgangspunkt erst gewinnt, die Metamorphose von Luft und Licht seelisch richtig einsehen zu können, dann wird man allmählich aufsteigen können, auch den Menschen selber wiederum in allen seinen Gliedern geistig-seelisch zu begreifen, dann wird man nicht abstrakten Stoff und abstrakten Geist haben, sondern Geist, Seele und Leib ineinander wirkend. Das wird Michael-Kultur sein".[48] Als zeitgemäße Form der Meditation schlug er vor, sich regelmäßig auf Gedanken, die vom geistigen Inhalt großer Kulturen oder von Vorreiter-Persönlichkeiten stammen, zu konzentrieren und diese innerlich mit passenden Gefühlen und Bildern zu begleiten. Diese seelische Arbeit könne bis in den Körper hinein heilsam und erneuernd wirken.[49]

Nicht nur vom Namen her finden sich bei dem von Heinz Grill entwickelten Ansatz *„Neuer Yogawille" oder „Neue Yogaempfindungen"* Anknüpfungspunkte zur Anthroposophie. Was Rudolf Steiner Anfang des letzten Jahrhunderts theoretisch ankündigte, wurde mit der zeitgenössischen Erneuerung des Yoga in Richtung einer sozialen Kunst- und Alltagsfertigkeit von Heinz Grill so ausgearbeitet, dass es erlern- und praktisch umsetzbar wird. Dies erfolgte, so Heinz Grill, zunächst in Unabhängigkeit von anthroposophischer Literatur. Nach außen gerichtete Wahrnehmung und auf konzentrierten Gedanken aufbauende Meditation sind die Basis dieses neuen Yoga. Anhand des folgenden Übersichts-Schemas lässt sich die Methode der sogenannten gegenständlichen oder keimhaften Konzentration, die später noch ausführlicher beschrieben wird, nachvollziehen. Das Praktizieren dieser Meditationsart führt zu einer geistig intensivierten Form der Empathie.

- Man wählt ein konkretes gedankliches oder materielles Objekt als Bewusstseinsinhalt für die Konzentrationsübung aus.
- Anhand des neuen Gegenübers lassen sich zunächst neue Sinneswahrnehmungen und Vorstellungen ausbilden.
- Die Wahrnehmung wird nur zum Teil zu sich selbst und dafür mehr zum neuen Bewusstseinsinhalt hin orientiert und damit gerichtet nach außen erweitert. Man lernt, wie das Loslassen der bisherigen Erfahrungen und der aktuellen äußeren Ablenkungen ein ständiges Zugehen auf neue Eindrücke ermöglicht und umgekehrt.
- Das Erleben der Außenwelt wird projektionsfreier. Insofern ist dieser Ansatz eine gute Grundlage für jede psychotherapeutische Arbeit – auch für den von Rogers ausgearbeiteten Ansatz.
- Das Ziel ist nicht ein absolutes, sondern nur ein relatives Stiller-Werden bei gleichzeitigem Aktiver-Werden aller drei Seelenkräfte:

48 vgl. R. Steiner: Wege der Übung oder: Die Sendung Michaels
49 vgl. R. Steiner: Heilweise und Ernährung im Lichte der Geisteswissenschaft

- Das Denken wird in verschiedenen Stufen aktiviert und zunehmend beweglicher.
- Der Wille wird so eingesetzt, dass er die nach außen gerichtete Tätigkeit des Bewusstseins aufrecht erhält. Er stärkt sich am Objekt.
- Das Fühlen wird an dem äußeren Bezugspol in Einfühlsamkeit geschult.

Denkarten

Da die Formung des Denkens beim Meditieren im Neuen Yogawillen eine zentrale Rolle spielt, sollen hier zunächst verschiedene Arten der Denkgewohnheiten betrachtet werden. Üblicher Weise erfolgt unser Denken eher intellektuell, ohne direkten Bezug oder lebendiges Hinfühlen zu dem Denkinhalt oder bewertend (zum Beispiel: *„Es handelt sich um eine Dicotyledoneae. Die Zweikeimblättrigen sind eine von zwei traditionellen Klassen der Bedecktsamer"*) oder sehr analytisch (*„Diese Pflanze enthält so viele Mineralstoffe, Vitamine, Proteine und ist deswegen wertvoller als viele andere Pflanzen"*). Unbewusst verläuft das Denken häufig auch wenig konkret, reflexartig nachahmend oder oberflächlich und verallgemeinernd (*„Jede Pflanze ist schön grün"*). Zudem durchsetzt es sich auch oft mit Gefühlsstimmungen (*„Die Blume ist wunderschön"*) oder wird wirkt dabei mehr diffus (*„Irgendwie kommt mir diese Pflanze anders vor"*) oder träumend *(„In unserem Garten in Hamburg sehe ich schon die Palmen und Orangenbäume wachsen").*

Denken kann auch urteilend, über der Sache stehend und trennend (*„Dies ist eine absolut schädliche Pflanze"*) beziehungsweise projizierend sein. So kann es vorkommen, dass zum Beispiel ein harmloses Blatt einer Pflanze vom Betrachter als aggressiv und bedrohlich oder schutzbedürftig, verletzlich empfunden und bezeichnet wird. Nicht das Blatt, sondern der Betrachter selbst trägt dieses Gefühl von Aggression oder das Bedürfnis nach Schutz in sich und projiziert es beim Anblick nach außen auf das Blatt. Auch Ideen oder Planungen können von Projektionen emotional angefärbt werden (*„Diese Vorstellung macht mir Angst!"*).

Weiterhin kann man im Denken an Vergangenem haften (*„Früher hatte ich auch immer solche Pflanzen"*). Wenn man müde oder träge ist, kann es sein, dass die gesamte Kraft zum Denken eingeschränkt ist. Zudem kann sich der eigene oder ein fremder Wille zu eng mit dem eigenen Denken verknüpfen, die Freiheit im Denken einschränken oder das Denken richtiggehend vereinnahmen oder manipulieren. Infolgedessen können sich einseitig-bestimmende (*„Nur gelbe Pflanzen sind die Richtigen"*) oder begehrende Tendenzen (*„Das ist meine Pflanze, die will ich haben"*) durchsetzen. Wenn man sich sehr auf Leistungen, Ergebnisse oder sogar Perfektion fokussiert, dominieren Ehrgeiz und willentlicher Anspruch über die Bewegungsfreiheit im Denken. Das Bewusstsein wirkt dann sehr nervös-unruhig oder angestrengt, eingezwängt, wie gefangen oder abschweifend. Von außen auferlegte Regeln (wie Gehorsam oder Anpassung) und aus der Erziehung oder bestimmten Ansprüchen übernommene Zwänge können ebenfalls das Denken beherrschen.

Die im Alltag übliche Form der Konzentration im Denken (lat. *concentra*, zusammen zum Mittelpunkt) geht mit mentaler sowie körperlicher Anspannung einher. Man sucht dabei als Denkzentrum die Mitte des Kopfes, die Tiefe des Gehirns auf, und erzeugt eine Einengung oder Einschränkung der Aufmerksamkeit auf eine bestimmte Sache oder Tätigkeit. Indem man sich fokussiert, um unbedingt ein Ziel zu erreichen oder eine Aufgabe zu lösen, vermischen sich Denken und Wollen und behindern sich gegenseitig. Ein Beispiel ist eine Multiple-Choice-Prüfung. Während man sich unter extremen Zeitdruck ganz auf das Kreuzchen-Setzen und die damit bezweckten Erfolge konzentriert, ist wenig Beschäftigung mit den eigentlichen Inhalten der Prüfungsfragen möglich. Diese Art der Konzentration erinnert an den Jagdtrieb von Tieren. Beim Ausspähen, Lauern oder kurz vorm Ergreifen der Beute sind Tiere vom Hunger gesteuert und ganz auf das Befriedigt-Werden-Wollen aus.

Zwei verschiedene Formen der Konzentration beim Adler und beim Menschen:

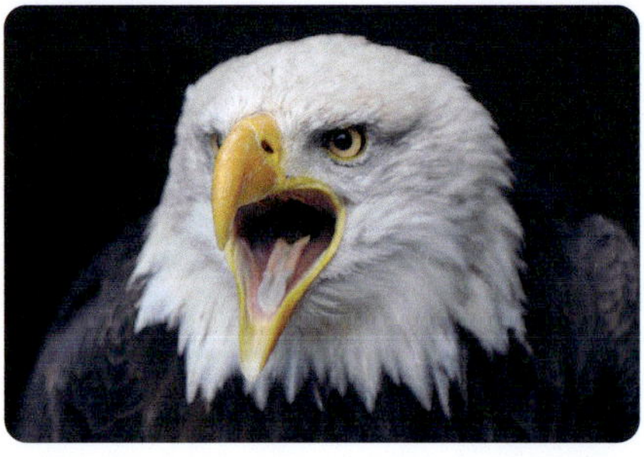

Ein auf Beutefang fokussierter hungriger Adler.

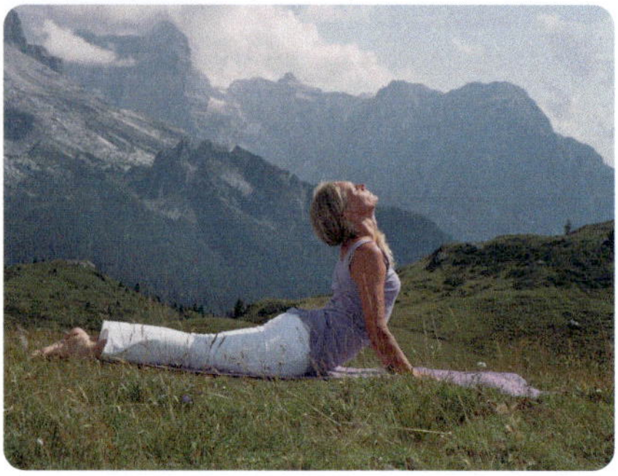

Die klassische Yogahaltung der Kobra (bhujangasana) drückt Weiteerlebnisse während eines Konzentrationsprozesses aus. Nicht aus willentlicher oder körperlicher Kraft, sondern aus einer klaren gedanklichen Vorstellung heraus erfolgt die aufsteigende Bewegung als Rückwärtsbeuge in der Wirbelsäule. Das Zentrum der Konzentration hängt mit der Region vorn an der Stirn zusammen (im Yoga als Ajna-cakra bezeichnet). Diese wird wie eine offene Blüte in den kosmischen Raum erhoben. Hingabe an einen Gedanken fördert eine relative Unbekümmertheit dem Körper und der Psyche gegenüber. Die Kobra zeigt idealerweise eine klare körperliche und gedankliche Formkraft und ein sensibles, friedvolles inneres und äußeres Ruhen in einem erhellten Raum.

Den freien Denkvorgang genauer kennen zu lernen, ermöglicht, das Denken selbständig zu ordnen, zu führen, zu kräftigen und unabhängiger vom bisherigen Leben, von Körper und Psyche zu gestalten. Das Denken wird umso klarer, je weniger es manipuliert wird. Auf das praktische Vorgehen bezogen stellen sich noch einige wesentliche Fragen: Wie kann das Bewusstsein aus den festgelegten, gewohnten Formen, aus starren, statischen oder vorgeschriebenen Bahnen herausfinden, und wie kann es aktiver, kräftiger und kräftigender werden? Wie können Zugriffe auf das eigene Denkvermögen gelöst werden, und wie kann das Denken die Gefühle und Handlungen zu neuen Erfahrungen anleiten?

Als Hinführung zum freien, beweglichen Denken kann man zum Beispiel einen Stein, eine Blume, ein Tier oder einen Menschen – auf jeden Fall eine sichtbare Form – betrachten und möglichst klar wie ein Künstler in ihrer Formung, in weiteren Qualitäten und in ihrer Wirkung aufs Empfindungsleben beschreiben. Konkrete Formen zu betrachten, wird auch von den indischen spirituellen Lehrern, von Sathya Sai Baba oder von Sivananda empfohlen: *„Es ist nicht zweckmäßig den Versuch zu machen, sich auf das Formlose zu konzentrieren... Das Objekt der Konzentration mag ein Laut, ein Bild, wie zum Beispiel das der Flamme sein. Es muss aber etwas Konkretes sein"*.[50]

Für fünf Minuten bleibt man mit vollständiger Aufmerksamkeit aber entspannt bei der Sache, ohne in Phantasien, Assoziationen, Erinnerungen oder Emotionen abzudriften. In dieser Weise lernt man flüssig, lebensnah und freier von Anstrengung wie mit einem künstlerischen Blick wahrzunehmen und zu denken. Währenddessen stellt sich wie von allein ruhiges Nähe-Erleben zum Objekt ein. *„Die Wahrnehmung ist das Aufnahmefähige für die wahrnehmbaren Formen ohne die Materie, wie das Wachs vom Ring das Zeichen aufnimmt ohne das Eisen oder das Gold."*[51] Beispielsweise lässt sich eine Pflanze wie die Christrose folgendermaßen beschreiben:

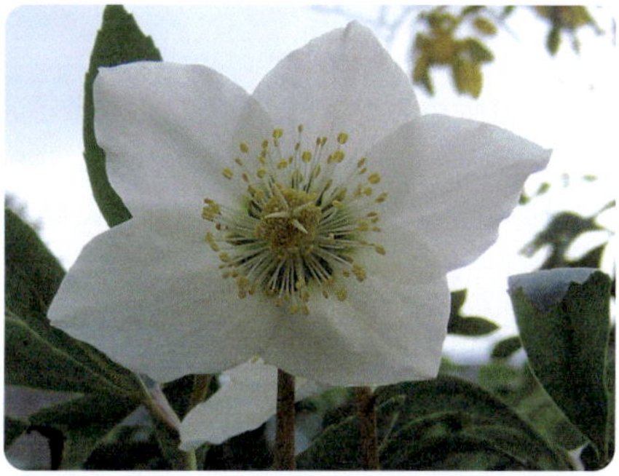

Die Christrose wirkt kräftig und zart, dunkel und hell zugleich. Die tief grünen Laubblätter sind ledrig fest, lang gestielt und mehrfach gegliedert. Sie glänzen leicht. Die fast schneeweißen, eiförmigen Blütenknospen sind schon vor den neuen Laubblättern sichtbar.

Als wollten sie dem Betrachter „in die Augen schauen", so recken sich die Blüten nach oben und vorn. Die Blüten wachsen einzeln an einem meist unverzweigten, grazilen Stängel in einer anmutigen Geste über die grünen Blätter hinaus.

Christrosenblüten öffnen sich mitten im Winter, zur Weihnachtszeit, wenn keine anderen Pflanzen blühen, knapp über der Erde. Sie wirken auf mich wie blühender Schnee. Christrosen verkörpern in einer unwirtlichen Jahreszeit lichtvolles Leben, das aus der Erde kommt.

50 Sathya Sai Baba: Meditation, S. 86, vgl. auch Swami Sivananda: Die Kraft der Gedanken, S. 77
51 Aristoteles, zit. nach O. Höffe, S. 193

IV. Empathie erschaffen

Praxis der gedanklichen Konzentrationsübung

Im Folgenden wird der Meditations- und Konzentrationsablauf aus dem Neuen Yogawillen vorgestellt.[52]

Relativ regelmäßige und rhythmische Wiederholungen erleichtern den Übungsaufbau und vertiefen die Erfahrungen. Optimal ist eine Steigerung des zeitlichen Einsatzes, beginnend von 5 bis 10 Minuten bis hin zu 20, maximal 30 Minuten. Lesen Sie die Beschreibung bitte erst einmal durch. Nehmen Sie sich jedes Mal aufs Neue die folgenden Übungsschritte vor und bewahren Sie in allen Phasen der Übung eigenständig die Kontrolle und Führung. Diese Übung kann von jedem Erwachsenen selbständig ausgeführt werden, es sei denn, es liegen schwerwiegende psychische Erkrankungen vor. Unter therapeutischer Begleitung, die Austausch und Gespräch über die Wahrnehmungen und Erlebnisse während der Übungen gewährleistet, können einzelne Schritte jedoch sogar in akuten Krankheitsphasen sinnvoll sein.

1. Materielle Phase zum Betrachten des Vergänglichen

Als Erstes lernen Sie, Ihren persönlichen Bereich bewusst zu betrachten. Dazu gehören der Körper und die momentanen psychischen Bewegungen, das Denken, die inneren Gefühle, Antriebe und Bedürfnisse. Zudem können die Eindrücke, die der Seele durch den Körper und seine Organe zukommen, erkannt und als Vorübergehende eingeordnet werden.

Wählen Sie einen relativ ruhigen Ort aus und nehmen Sie eine aufrechte Haltung ein, den Schneider-, Fersen- oder Lotussitz. Oder setzen Sie sich auf einen Stuhl. Auch im Stehen ist das Üben möglich. Stellen Sie sich vor, dass Sie den Körper von außen betrachten. Wandern Sie aufmerksam von den Füßen bis zum Kopf an der äußeren Begrenzung, an der Haut, entlang. Nehmen Sie auch die Umgebung, zum Beispiel die Luft, wahr. In diesem Übungsschritt können Überspannungen der Muskulatur oder der Haut erkannt und losgelassen werden. Stellen Sie sich dann die einzelnen Körperteile nacheinander und anschließend in ihrem Zusammenhang vor, jedoch ohne dabei mit der Aufmerksamkeit in den Körper einzudringen. Zum Ende dieser Beobachtungsphase kann man erleben, dass das Bewusstsein dem Körper freier gegenüber tritt.

Der Körper kann in dieser ersten Phase zudem leicht gegliedert werden. Von den Füßen an gleitet die Vorstellung zur unteren Wirbelsäule, die irdische Verankerung, Halt und Aufrichtung gewährt. Stellen Sie sich im Bereich der Kreuzbeinregion und in der Lendenwirbelsäule eine leicht zusammenziehende Aktivität vor, während die Beine etwas näher zur Erde geführt werden. Dieser untere, kräftigende Pol hängt mit dem Stoffwechsel und mit der grundlegenden seelischen Kraft, dem Willen, zusammen.

52 Die Übungsanleitung lehnt sich an Literatur von Heinz Grill an: „Seelendimension des Yoga" (S. 74–78), Broschüre zu den „Seelenübungen" (S. 10–15) „Übungen zur Erkenntnisbildung der höheren Welten" (S. 11–36).

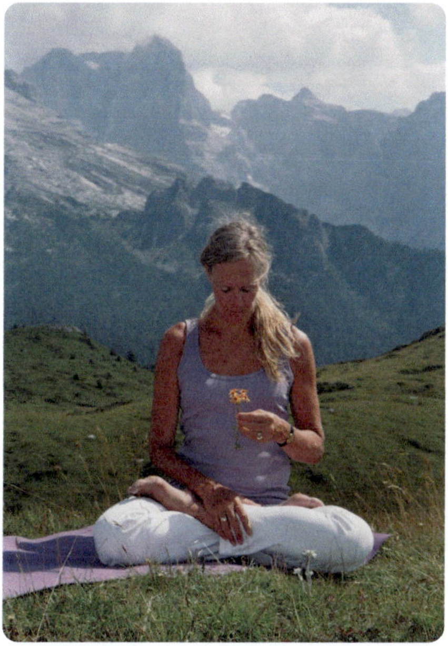

Die aufrechte (Lotus-) Sitzhaltung am Boden eignet sich besonders gut für Konzentration und Meditation. Sie ist ein Ausdruck für das wache, von körperlichen Vereinnahmungen befreibare Denken.

Wandern Sie mit der Aufmerksamkeit weiter zum mittleren Rücken. Stellen Sie sich eine leichte Dynamik vor, die die gesamte Wirbelsäule spannkräftiger aufwärts streben lässt. Dabei kann der Brustkorb sanft angehoben werden, so dass er sich verlängert und öffnet. Schultern, Arme und Hände kommen zur Ruhe. Der Atem bleibt möglichst natürlich fließend. Anspannungen im Atem lassen Sie immer wieder los, sobald Sie sie bemerken. Dieser mittlere, zwischen Außen und Innen sowie Oben und Unten ausgleichende und von den rhythmischen Bewegungen des Herzens und der Lunge bestimmte Pol des Körpers repräsentiert die verbindende Seelenkraft des Fühlens.

Schließlich wenden Sie sich dem oberen Rücken, dem Nacken, dem Gesicht und der Stirn zu. Diese Partien bleiben so entspannt wie möglich, wobei die Augen nicht unbedingt geschlossen zu sein brauchen. Der obere, in den weiten Raum hinausragende Pol des Körpers steht in Analogie zu der seelischen Ebene des freien Denkens.

Verweilen Sie an der Mitte der Stirn oder besser sogar circa 10 cm vor der Stirn, nicht jedoch innerhalb des Kopfes. Aus Yogasicht hängt mit der Stirn das führende und gestaltende Zentrum des Bewusstseins, das *ajna-cakra*, zusammen. Es gilt als sechstes von den sieben *cakras*. Von dieser Warte aus lassen sich die Regungen in der Psyche wie von außen betrachten – als wären Sie selbst Zeuge ihrem eigenen Innenleben gegenüber. Begegnen Sie Ihrem momentanen Denken, Gefühlsleben und ihren Bedürfnissen, also dem vergänglichen psychischen Erleben, bewusst. So erkennen Sie bestimmte persönliche Neigungen, wie beispielsweise schlussfolgerndes, analysierendes oder abschweifendes Denken. Werden Sie Ihrer emotionalen Verfassung bewusst, die sich in angenehmen und unangenehmen Stimmungen zeigt: Freude – Traurigkeit, Leid; Zuneigung, Liebe – Hass, Wut, Ärger; Lust – Unlust; Hoffnung – Verzweiflung; Erwartung – Enttäuschung.

Wichtig ist zudem, dass sich der Wille nicht ungeduldig antreibend oder blockierend in die weiterführenden Phasen der Übung hineinmischt. Geben Sie dem Drängen, schnell ein Ergebnis erreichen zu wollen oder aufzustehen, um eventuellen

Durst oder Appetit zu befriedigen, genau so wenig nach wie möglicherweise aufkommender Müdigkeit oder Schwere.

Persönliche Denk-, Fühl- oder Handlungsmuster bleiben im täglichen Leben oft unbemerkt, weil man sich zu stark mit ihnen identifiziert. Lernen Sie Alles, was in Ihrem inneren Raum womöglich aus dem Unbewussten auftaucht, erkennen ohne zu verdrängen und gleichzeitig in Ruhe zu lassen. Relative Ruhe in Körper und Psyche ist ein erstes gewünschtes Ergebnis, aber noch nicht das letztendliche Ziel der Übung.

2. Seelische Phase der Beziehungsgründung

„In der Mitte zwischen Leib und Geist lebt die Seele.“ [53] Im weiteren Verlauf der Übung wird diese Mitte angesprochen. Ein neuer, von persönlichen Lebensproblemen sowie inneren Bindungen relativ unabhängiger Inhalt wird in den ruhiger gewordenen Bewusstseinsraum platziert. Diesem Inhalt tritt man gegenüber wie einem Partner, den man anschauen und kennenlernen möchte. Man stellt bewusst eine Beziehung her. Diese Schritte werden immer wieder aufs Neue unternommen. Sie führen die Seele aus dem gebundenen persönlichen Feld heraus gezielt auf die Außenwelt zu und kennzeichnen die zentrale seelische Tätigkeit innerhalb der Konzentrationsübung.

In dieser seelischen Phase beschäftigt man sich mit einer eigenen philosophischen oder spirituellen Fragestellung und einem äußeren Objekt. Dieses Objekt kann auch immateriell sein, nämlich ein Gedanke, den Sie in seinem Sinn erforschen wollen. Der gedankliche Inhalt für die Übung sollte nur wenige Sätze oder Worte umfassen und aus eigenem Interesse heraus gewählt werden.

Geeignet sind zwar alle Themen und Gegenstände, mit denen man etwas erforschen will. Ideale Meditationsinhalte sind Textinhalte, welche Tiefe, Weisheit, Wahrheit, Schönheit und eine höhere Ich-Kraft zum Ausdruck bringen. Deratige Imaginationen, Inspirationen oder Intuitionen stammen von Menschen, die eine geistige, leibfreie Forschungstätigkeit bewältigen. Man sollte diese Inhalte selbst für wahr halten können.[54] Die Beschäftigung mit diesen Aussagen kann mit einer Begegnung und einem Gespräch mit dem jeweiligen Autor verglichen werden. Die innere Berührung dadurch wird allerdings meist weniger beachtet als eine äußere Begegnung.

Die Äußerungen spiritueller oder philosophischer Natur, die in diesem Buch zitiert oder im Literaturverzeichnis empfohlen werden, sind als Anschauungsobjekte geeignet. Spirituelle Literatur versteht man in der Regel in ihrem tieferen Sinn nicht mit rein intellektueller sondern eher mit einer meditativen Methodik.

Als Beispiel für einen spirituellen Bewusstseinsinhalt wird hier das Mantra des Kosmischen Gebets vorgestellt. Es ist nicht als privates Bittgebet zu verstehen, sondern soll zur Entfaltung von tieferen,

53 R. Steiner: Theosophie, S. 53

54 Ein konkretes, bewusstes Denken, das frei vom Körper bleibt und wie das Licht des Gedankens ist, bezeichnet man in der spirituellen Wissenschaft als Imagination. Inspiration hängt mit der tiefen Empfindung für die Wahrheit, die in einem Gedanken liegt, zusammen. Wenn eine Verwirklichung der Gedanken und Gefühle zu vollständiger Schöpferkraft eingetreten ist, dann ist Intuition gewährt. Diese bildet die tiefste Geistebene (vgl. H. Grill: Kosmos und Mensch).

für viele Menschen grundlegenden, seelischen Eigenschaften führen.

„Der Beginn (1), liegt in der Bereitschaft (2), zur Blume zu wachsen (3), weit dem Lichte offen (4), zur Mitte sich wendend (5), mit Anerkennung (6) und Hingabe (7)"[55]

Vom Wortlaut her kann man zunächst an Metamorphose-Vorgänge bei Pflanzen denken: Aus Samen entwickeln sich erste Keimblätter, die von Sprossen und von den grünen, sich ausweitenden Blättern überwunden werden. In der Blütenentwicklung wird ein ganz neues Stadium erreicht, woraus Früchte hervorgehen, die wieder zur Erde finden, so dass der Kreislauf erneut beginnen kann. Diese sichtbaren Wandlungsstufen der Pflanzen werden im Kosmischen Gebet als meditative Sinnbilder für innere seelische und geistige Entwicklungsschritte beim Menschen verwendet.

Während der Konzentrationsübung stellt man sich diesen Worten so gegenüber, als hätte man einen physischen Gegenstand vor sich. Dabei werden die einzelnen Worte bewusst betrachtet. Ein Gedanke oder ein Mantra ist ja kein mit den Händen zu greifender Körper, doch diese gedankliche Konzentration wirkt wie eine gegenständliche. Eine gegenständliche Konzentration unterscheidet sich ganz wesentlich von einer nichtgegenständlichen, gedankenstillen Meditationsart. Bei der gegenständlich orientierten Meditation nimmt man bewusst Beziehung zu den einzelnen Worten und Begriffen auf und schult grundsätzlich die Beziehungstätigkeit des Bewusstseins zu dem Bewusstseins-Gegenstand. Damit regt man die Unterscheidungs-, Differenzierungs- und Gestaltungsfähigkeit in der Seele an. Gedankenstille hingegen bewirkt das Gegenteil.

An dem gedanklichen Bewusstseinsinhalt können die Unruhetendenzen, Ausschweifungen, Reizungen richtiggehend abperlen und bestimmte Bindungstendenzen des Bewusstseins können gelockert werden. Die Sinneseindrücke werden weder den ständig neu einströmenden äußeren noch den aufsteigenden inneren Ablenkungen ausgeliefert. Vielmehr werden die Sinneseindrücke diszipliniert geführt. So können Ablenkungen noch viel leichter zurückweichen und ruhigere Einordnung finden als in der vorhergehenden materiellen Phase der Übung. Man bewegt sich mit seiner Wahrnehmung immer weiter aus sich selbst heraus, immer näher auf den Gedanken (hier das Mantra) zu, so dass man diesen im Laufe der Zeit immer genauer anschauen und kennenlernen kann. Das Interesse an dem Forschungsthema steigt. Diese Phase fühlt sich weitend sowie ordnend, beruhigend und zentrierend zugleich an, so als wachse man mit seinem Bewusstsein in einen bisher unbekannten freieren Raum hinein. Man dehnt sich seelisch aus.

Das Kosmische Gebet bietet selbst ein Bild für die Wirkung eines Konzentrationsprozesses innerhalb der Seele, der sich in Wachstum, Reife und Nähe-Erleben äußert. Der gewählte imaginative Sinnspruch ist wie Saatgut, wie ein Samenkorn, aus einem höheren Ich. Dieser Same wird der eigenen Seele

55 vgl. H. Grill: Harmonie im Atmen, Faltblattbeilage

entgegengebracht. Er wird im Bewusstsein genau platziert, so wie ein Samenkorn in eine vorbereitete Furche gelegt wird (vgl. Kosmisches Gebet Schritt 1). Das Bewusstsein entspricht dem Beet (Schritt 2), das in der materiellen Phase der Konzentrationsübung schon optimal vorbereitet, sozusagen frisch durchpflügt und durchlüftet wurde und nun aufnahmebereit ist für neue Keimlinge. Ein Gedanke wird aber nicht nur oberflächlich vom Bewusstsein aufgenommen, wie wenn ein Same auf der Erdoberfläche liegen bleiben würde. Vielmehr wird der Gedanke so tief integriert, dass er Wirkungen entfalten kann, als ob er zu quellen beginnen würde. Gedankenlose Konzentrationsvorgänge hingegen sind in ihrer Auswirkung in dieser Analogie so beschreibbar, als ob Saatbeete zwar gut vorbereitet werden, dann aber unbesät und ohne pflanzliches Wachstum bleiben.

Ein sich entfaltender Gedanke ist wie eine aus dem Samen heranwachsende Pflanze. Er wird im Wachstumszyklus (in der seelischen Phase der Konzentrationsübung) von ungewollten inneren und äußeren Einflüssen freigehalten und weiter gepflegt. Im bildhaften, gärtnerischen Vergleich wird die zu kultivierende Pflanze von den sogenannten Beikräutern unterschieden. Mit großer Sorgfalt und Hingabe wird der gedankliche genau so wie der pflanzliche Keimling – der Keimwurzeln und Keimblätter entfaltende Same – gehegt, so dass er sprießen und grüne Blätter austreiben, anschließend Knospen (Schritt 3) und schöne, sich dem Sonnenlicht weit öffnende, farbige Blüten bilden kann (Schritt 4). Aus ihnen reifen Früchte (Schritt 5) heran. Diese bergen neue Samen (Schritt 6) in sich. Die Samen werden fallengelassen, vereinen sich mit der Erde (Schritt 7). So vervielfältigt sich ein Samenkorn.

So wie ein junger Keimling von der Erde Mineralien sowie Wasser und aus dem Kosmos Licht und Wärme benötigt, so braucht ein geistiger Gedanke die seelische Aktivität des Menschen, um sich im irdischen Leben zu verwurzeln, zu wachsen und Früchte auszubilden. Während Pflanzen willenlos ständig Neues, Nährstoffe, Wasser, Licht und Wärme, in ihr Wachstum integrieren, können wir Menschen permanent im Denken, Fühlen und Wollen erneuernde geistige Kräfte aufnehmen, umsetzen, ausgestalten und ausstrahlen lernen.

3. Geistige Phase der Verwandlung: Meditation

Die dritte Phase der Konzentration, die Meditation, berührt die geistige Ebene. Meditation eröffnet der Seele ganz neue Erfahrungen, die zunächst frei vom Körper bleiben. Bei ausdauernder Konzentration kann man wahrnehmen, wie das gedankliche Objekt auf die eigene Seele zurückwirkt, wie neue Empfindungen, Gedanken, Handlungs- und Lebenskräfte entstehen, und wie die Umgebung reagiert. Wenn man seine ganze Bewusstseinskraft dem zentralen Gedanken zukommen lässt und diesen auch eigenständig fördern will, dann kann sich Meditation als ein verwandelnder schöpferischer Prozess wie von selbst an die materielle und seelische Phase der Übung anschließen. Der meditative Gedanke strahlt dabei wie aus sich selbst heraus und belebt die Seele wie eine Offenbarung oder Gabe. In spirituellem Verständnis liegt in dem geistigen Gedanken selbst eine Kraft, die ihn von seiner ursprünglichen sonnenhaften Dimension aus in die irdische Welt eindringen lassen und dort konkrete Formen erzeugen lassen möchte.[56]

Dieser Teil der Übung erfordert einen noch weiter aus sich selbst herausführenden und nach außen gerichteten Willenseinsatz, ein tatsächlich vollkommenes Loslassen von allen inneren oder äußeren Verhaftungen. Je befreiter das Denken vom Vergänglichen wird, umso beweglicher, schöpferischer wird es. Wenn man imstande ist, einen Gedanken über lange Zeit wie ein unabhängiges Objekt außerhalb von sich selbst aufrechtzuerhalten, verliert man sich nicht, sondern gründet sich mit seinem Ich neu, und zwar mitten in diesem geschaffenen gedanklichen Kraftraum, welcher Außen- und Innenraum zugleich wird. Der betrachtete Gedanke kann auch neue Ideen, neue Willensimpulse und lebendigere Gefühle auslösen. Die neu entstehenden Empfindungen zeigen einen freien, lichten und leichten Charakter. Diese Erweiterungen sollten erkannt und feinfühlig zugelassen werden. Denn sie zeigen an, dass sich die geistige Ebene in die eigene Seele integriert.

„Meditation ist hier nach dieser Begrifflichkeit mit jedem Tag, mit jeder Stunde, mit jeder Minute, mit jedem Augenblick gegeben. Sie ist die Wärme und das Licht der Sonne zugleich, das in unberührten Sphären frei von jeglicher irdischer Schwerkraft und Verunreinigung strahlt. Meditation ist fern von der Sympathie oder der Antipathie des menschlichen Fühlens, sie ist fern von der menschlichen Logik. Kranke wie auch gesunde Menschen können sich der unendlichen Sphäre der Meditation hinwenden, da diese Welt frei von allen körperlichen wie auch gemütshaften Erscheinungen ist. So ist sie auch frei von Anstrengungen. Für unsere Zeit ist es viel wichtiger, ein Fühlen zur Meditation zu gewinnen, als in eine Meditation zu gelangen. Die Meditation soll nicht als eine äußere Aktivität, sondern als eine gezielte innere Aufmerksamkeit verstanden werden. Der Körper ruht, der treibende Strom der Gedanken und Gefühle wird nicht als wichtig erachtet. Die Seele selbst aber bleibt wachsam wie ein Hausherr, der hohen Besuch erwartet. Um aber diese Wachheit in ihrem inneren Sinne hervorzubringen, bedarf es der gedanklichen Anregung von außen. Wer in einer Schrift, die aus der inspirativen Sphäre des Geistes spricht, besinnlich liest, bemerkt die Tiefe der Worte. Er empfindet das Feinere hinter dem Gröberen. Der Körper kommt dadurch ganz natürlich zur Ruhe und die Gedanken werden stiller. Nicht unbedingt die einzelnen Worte sind es, die die Wahrheit erwecken, sondern der zarte Klang der Sprache, die in Anerkennung und Achtsamkeit wie der anhaltende Ton einer Zimbel in das Unendliche hinausschwingt. Diese feinen Kräfte wirken stärkend auf die Lebenshülle des Menschen, auf jenen zarten Leib, der in seinen feinsten Schichten das Licht der höheren Weisheit und seligen Freude in sich trägt".[57]

56 vgl. H. Grill: Seelendimension, S. 63
57 H. Grill: www.heinzgrill.de/uebungen-meditation.htm

Das im vorigen Kapitel erläuterte Kosmische Gebet spricht mehrere feine Grundgefühle mit kosmischem Charakter an, die aus dem gegenständlichen Meditationsprozess entspringen können. Insgesamt entsteht ein Gefühl für seelische Rhythmen und Harmoniegesetze:

Das Fühlen eines entschlossenen Beginnens und eines Neuanfangens; ein Gefühl für die Umgebung und deren Kontaktbereitschaft, deren Bereitschaft diesen neuen Anfang aufzunehmen; der Wunsch nach einem Austausch mit der Umwelt; Wachheit für die Umgebung und bewusste Begegnung; der Wunsch nach Weiterentwicklung. Das Wachstum zur Blüte vermittelt die Aufnahmebereitschaft der Seele von Licht- und Wärmevollem und für deren relative Unabhängigkeit von allem Materiellen. In Folge fühlt man sich weiter, offener, lichtvoller und fähiger zum wechselseitigen Austausch. Neu aufgenommene Gedanken werden als Ruhe, Wärme, Zentrierung und Offenheit sowie Zuwachs an Lebenskraft im eigenen Ich fühlbar in der feinstofflichen Region des Herzens. Der Ausführende erlebt auch deutlich, wie er in Wechselwirkung mit dem irdischen, dem geistigen und sozialen Umfeld zugleich steht. Daraus erwächst ein intensiviertes Gefühl der Anerkennung und Hinwendung zum Leben. Seelische Polaritäten werden wie miteinander versöhnt erfahren. Diese bewusst entwickelten, in Ruhe erlebten seelischen Stimmungen sind gute Grundlagen für die geistige Form der Empathie-Entwicklung.

In ästhetischer Weise kann das empathische Fühlen auch bis in Handlungen überführt werden. In einer rhythmisch fließenden siebengliedrigen Folge setzt man den meditativen Text des Kosmischen Gebets zusammen mit Arm- und Handgesten wiederholt um. Das Bedürfnis tiefere Verbindungen zu erleben, etwas zu geben und sich in größere Zusammenhänge denkend, fühlend und handelnd einzuordnen, wird in Bewegung und zum Ausdruck gebracht, so dass es auch für Andere unmittelbar sichtbar und nachvollziehbar wird. Das Kosmische Gebet zeigt einen harmonischen Einklang von Handlungen, Gedanken und Gefühlen.

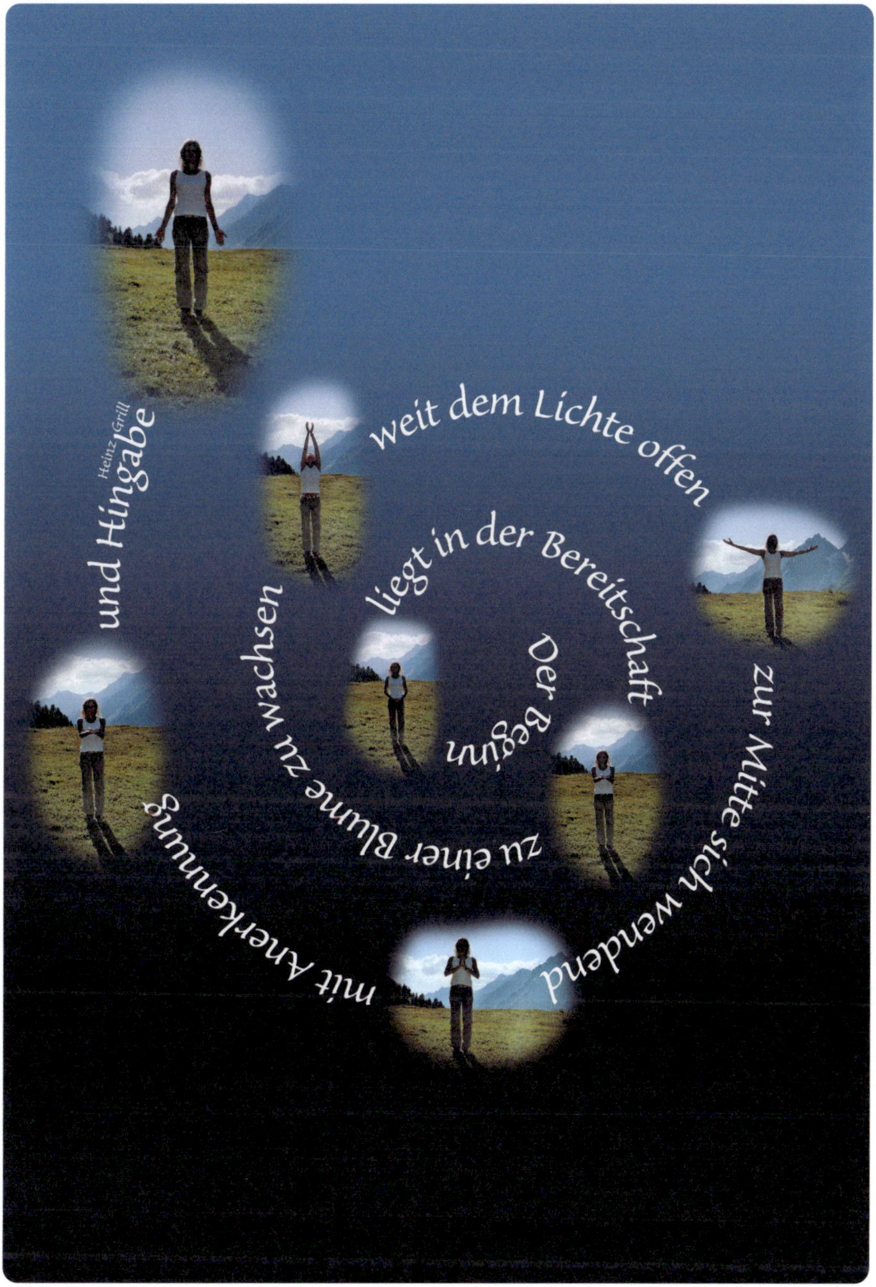
Der Beginn
zu einer Blume zu wachsen
liegt in der Bereitschaft
weit dem Lichte offen
zur Mitte sich wendend
mit Anerkennung
und Hingabe
Heinz Grill

Welche sozialen Wirkungen entstehen bei dieser Meditationsart?

Nach dem Kennenlernen der Methodik ist es sicherlich von besonderem Interesse, welchen Sinn und welche langfristigen Wirkungen, die über die Phasen der einzelnen Übungen hinausreichen, ein derartiger Yoga-Ansatz erzeugt. Ziele dieses Konzentrationsprozesses sind, zu neuen Erkenntnissen und Schritten im Leben zu motivieren und neue Kräfte zur Belebung der Beziehungen und der Umwelt freizusetzen. Wird die Konzentrationsübung regelmäßig und sogar auch im täglichen Leben angewendet, wird sich ein ausgeglichenes seelisch wärmeres, lichteres, feineres, freieres und anziehenderes Gefühlsleben zeigen. Man wird sowohl erbauliche als auch konflikthafte alltägliche Situationen und Beziehungen tiefer erfassen und Widersprüche oder Wirrnisse besser ausbalancieren. Man wird das Bedürfnis bei sich und anderen Menschen stärken, spirituelle Gedanken nicht nur abstrakt wie äußere, fremde, geistige Objekte in besonderen Zeiten der Meditation zu betrachten, sondern sie im Leben anzuwenden. Die Ideale im Leben werden betont.

Substanzaufladung für den Kosmos

Die Wirkungen dieser Gedanken-Konzentration können sehr weitreichend sein. Meditation strahlt idealer Weise so weit nach außen aus, dass sie mit einer andauernden Kräftigung, mit *„Substanzaufladung"* in mehreren Dimensionen einhergeht: *„Diese Substanzaufladung im Sinne einer Meditation ist aber nicht so zu verstehen, dass man im persönlichen Leben keine Bemühungen vollbringt und sein persönliches Leben nach einigen moralisierenden Kriterien aufbaut. Sondern es ist diese tatsächliche Willenserkraftung dahingehend zu verstehen, dass es zunehmend eine Gedankenbildung gibt, die weit über das gemütvolle, persönliche Leben hinausgeht. Es sollen Gedanken gebildet werden, die freilich nur in der Unabhängigkeit von Bindungen fruchtbaren Charakter tragen können und damit in den Kosmos hineinkommen."* [58] Werden Gedanken durch Konzentration oder Meditation frei gebildet und mit eigener seelischer Kraft versehen, dann können sie zu einer umfassenden empathischen „Entwicklungshilfe" werden und vielfältige gestaltungs-, wachstums- und verbindungsfördernde Impulse in der Umgebung bis in den Kosmos hinein auslösen.

Substanzaufladung bis in den Kosmos hinein ist sicherlich ein hohes Ideal für einen Meditationsprozess, ist aber zunächst als Begriff schwer verständlich. Welche Substanzen (lat. *substantia* „das, woraus etwas besteht") sind es denn eigentlich, die neu geschaffen oder mit denen kosmische Regionen aufgeladen werden können? Bei der Beantwortung dieser Frage setze ich an dem viergliedrigen spirituellen Menschenbild an.

1. Ich-Erkraftung

Beim Meditieren wird das Ich in seiner Übersicht schaffenden, ordnenden und

58 H. Grill: Die Meditation – ein überirdischer Funke des Denkens, S. 8

führenden Aufgabe aktiviert. Die Fähigkeiten, Gedanken überhaupt als körperunabhängige, eigenständige Gebilde wahrzunehmen, außerhalb von sich selbst aufrechtzuerhalten, zu beleben, zu formen und in den Alltag zu integrieren, wachsen beim Üben. Ich-Kräftigung zeigt sich auch im immer größer werdenden Interesse an der Außenwelt und in der wachsenden Gesamt-Aktivität des Einzelnen. Das Ich wird vom Gedanken aus und durch den eigenen Einsatz, mit dem man aus seinem bisherigen Stand heraus auf den höheren Gedanken zugeht, in seiner geistigen Dimension und innersten Substanz gekräftigt.

Wenn gedankliche Konzentration auch im Alltag, in zwischenmenschlichen Begegnungen ausgeübt wird, zeigt sie sich in unmittelbar steigender sozialer Kraft, in Empathie. Heinz Grill beschreibt die vom Ich ausgehende Fähigkeit zur Empathie, wie schon in der Einleitung erwähnt, ja so, *„dass man sich auf das Thema eines anderen oder auf eine andere Wirklichkeit einstellen kann und diese im objektiven gedanklichen Realitätssinn erlebt, das heißt, dass man zunächst in der fremden und außenstehenden Wirklichkeit anknüpfen kann"*.[59]

Während sich die eingangs erwähnten psychologischen oder biologischen Definitionen von Empathie auf das Nach- und Miterleben von gegenwärtigen oder verdrängten unbewussten Gefühlen eines andren Menschen beziehen, können bei einem spirituell-mentalen Verständnis von Empathie zusätzlich zukünftige und langfristige Entwicklungsmöglichkeiten (Progressionen) gezielt vorbereitet werden. Durch geistige Arbeit erschaffene Empathie mündet im besten Fall nicht nur für einen, sondern für jeden der Beteiligten in ein reifer werdendes Ich, in eine Bildung von Ich-Substanz, ein. Empathie ist in diesem geistigen Sinne mehr als ein sensibles Wahrnehmen von unbewussten Stimmungen und Gefühlen und mehr als Einfühlen, Mitfühlen oder Mitleiden.

Empathie lässt sich als eine wachstumsfördernde lebendige Gabe der Wärme und der Liebe, als moralische Verantwortung und Aufgabe in Beziehungen verstehen. Diese geistig-empathische Gabe bezieht sich auf Menschen, auf ein Thema und auf die geistige Welt zugleich.

Unterscheidung zwischen Innen und Außen – Wahrnehmung Objektivieren

Wenn man sich nur um sich selber, seine gewohnten Denk-, Fühl- und Handlungsweisen, Probleme oder immer wieder um seine eigenen Fortschritte kümmert, blokkiert man sich und Andere in der Entwicklung. Dass wir uns mit unseren Sinnesorganen und dem Bewusstsein nach außen orientieren, ist die Basis für neue Erfahrungen und die Unterscheidung zwischen Innen und Außen, Subjekt und Objekt.

59 H. Grill: Die Signaturen..., S. 165

Unterscheidung zwischen Betrachter (Ich) und Objekt (Du)

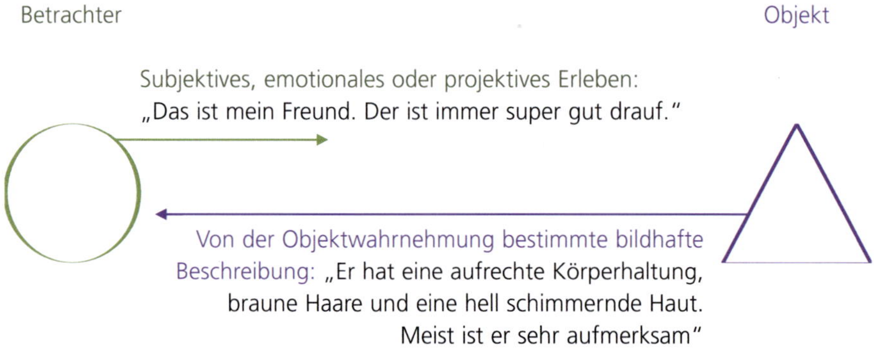

Das Unterscheidungsvermögen zwischen Ich und Du wirkt vorschnellen Angleichungs- oder sogar Verschmelzungstendenzen und Abhängigkeitsverhältnissen in Beziehungen entgegen. Die Ich-Kraft wirkt derartigen Bedürfnissen nach Gleichheit und Einheit sowie dem mangelnden Ertragen-Können eines anderen Menschen und des äußeren Getrenntseins entgegen.

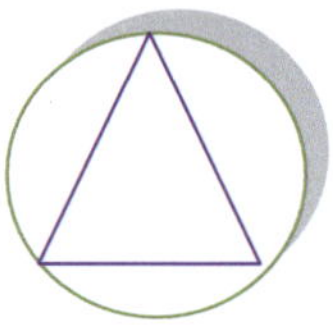

Ich/Du- oder Subjekt/Objekt-Symbiose
„Wir denken und fühlen immer gleich."

Während man sich darin übt, Gegenstände, Menschen oder Gedanken als äußere Objekte längere Zeit zu betrachten, wächst die gesunde Unterscheidungskraft zwischen dem eigenen Ich und dem Du des Gegenübers. Sinneswahrnehmungen können sich verfeinern und vom Gedanken führen lassen. Sinnesreize werden im Gehirn normaler Weise mit anderen Reaktionen aus dem Nerven- und Organsystem gekoppelt und verglichen. Demgegenüber werden bei diesem Meditationsprozess diese körpergebundenen Erlebensweisen und Kopplungen vom Gedanken aus gelockert, so dass eine objektorientierte subjektive Wahrnehmung gefördert wird.

Gedankengeführte Wahrnehmung im Alltag

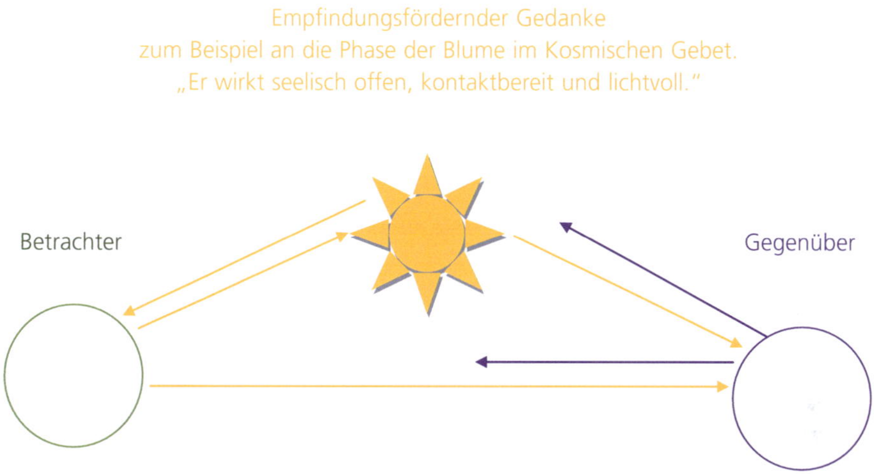

Wesensgliederung

Während des Konzentrationsprozesses baut sich zudem eine harmonische Ordnung innerhalb der Persönlichkeit auf. Das Ich und der Astralleib werden als obere Wesensglieder von den unteren Wesensgliedern – Ätherleib und physischer Leib – unterscheidbarer und unabhängiger.

Das Ich kann dadurch zunehmend führend und formend auf die unteren Wesensglieder einwirken. Das freier werdende Ich befähigt den Übenden, Ich-fremde astrale Einflüsse, die von außen in ihn eindringen wollen oder die aus den eigenen unteren Wesensgliedern aufsteigen, besser zu erkennen und zurückzuweisen. In der spirituellen Fachliteratur werden zwei von der Ich-Entwicklung ablenkende und Empathie verhindernde, das Bewusstsein bindende astrale Mächte genannt: Luzifer und Ahriman. Beide können beim gegenständlichen Meditieren besonders bewusst werden. Luziferische Einflüsse, die sich mit dem eigenen Astralleib verbinden, verführen im Extremfall zur kühlen Überheblichkeit, zur Flucht aus Beziehungen, aus Verantwortung und verhindern das Tätigwerden in der Welt. Ahrimanische Vereinnahmungen können das eigene Bewusstsein tiefer in irdische Abhängigkeiten und in reine Emotionalität hineinziehen und so von der Entwicklung zur Freiheit des Ichs abbringen.

2. Seelische Entwicklung

Vom Gedanken aus wird der Astralleib wie von oben nach unten, bis in die Empfindungen und in den Willen hinein, neu gegliedert, geweitet und belebt. Dies trägt zur Entwicklung seelischer Ausgewogenheit, Differenzierung und Authentizität bei.

- Man erlebt sich wacher, zentrierter und bewusster im Denken. Das Denken wird vom Fühlen und vom Wollen umso unabhängiger, je präziser es am Objekt anknüpft.
- Empfindungen wie Ruhe, Wärme, Tiefe, Nähe, Freude und ganz besonders befreiende Weite werden bewusst entwickelt.
- Auch die dritte Seelenkraft, der Wille, wird eigenständig erfahrbar. Er drückt sich in zielstrebigen Handlungen aus.
- Die Seelenkräfte werden nicht nur in ihrer eigenen Qualität gefördert, sie werden auch besser aufeinander abgestimmt. Fühlen und Handeln werden vom Denken geleitet und können sich sinnvoller ergänzen. Im Alltag driften Ideen, Gefühle und Handlungen häufig in widersprüchliche oder gänzlich voneinander abgespaltene Richtungen auseinander. Harmonisch erscheint ein Mensch, der authentisch tun, sagen und auch fühlen kann, was und wie er denkt, und der hinter seinen Worten oder Taten nicht andere Gefühle, Gedanken oder Motive zu verstecken braucht. Ein seelisch gut gegliederter Mensch wirkt in natürlicher Weise erfrischend, motivierend und heilsam ordnend auf die Menschen in seiner Umgebung.

Differenzierung der Seelenkräfte

Die Gliederung der Seelenkräfte wirkt wie die Auffächerung eines gemischten Farbtons in die drei Grundfarben rot, blau und gelb. Jede einzelne Farbe brilliert so wie jede Seelenkraft in ihrer ureigenen Ausstrahlung und Aufgabe. Eine mangelnde Differenzierung zwischen Denken, Fühlen und Wollen zeigt Parallelen zu einem dunklen gemischten oder verschatteten Farbton. Es kann auch sein, dass ein Farbton alle anderen überdeckt, so wie eine Seelenkraft die anderen Beiden dominieren und fixieren kann. Im Konzentrationsprozess ergeben sich Fühlen und Wollen in harmonischer Folge passend zum Grundgedanken.

Vermischung der Seelenkräfte

Gliederung der Seelenkräfte = sogenannte Weitung des Astralleibes

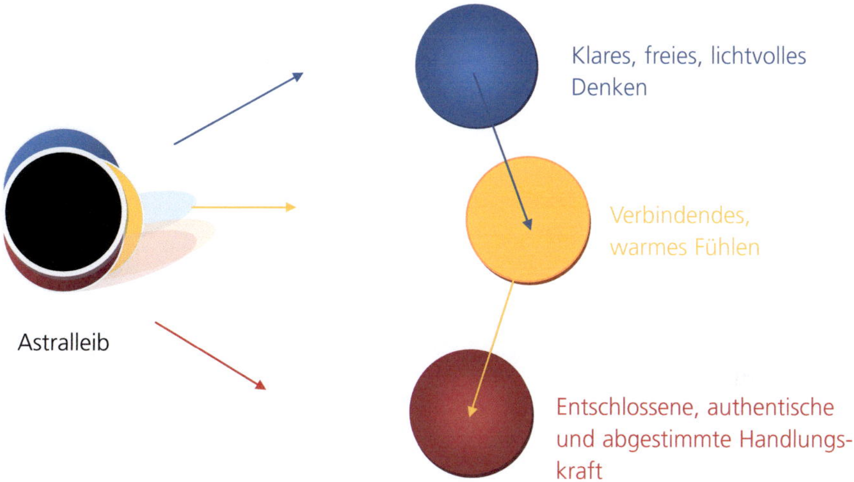

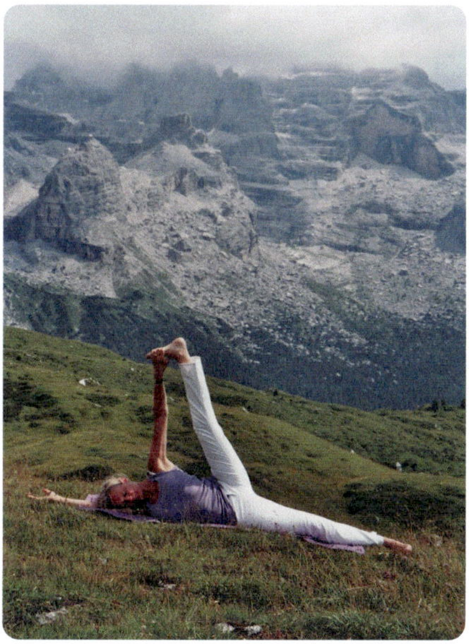

Das liegende Dreieck (anantasana) zeigt eine Drei-Gliederung im Körper, die der Dreiheit der Seelenkräfte entspricht. Während der Wille in der Aktivität der Beine und des unteren Rumpfes zum Ausdruck kommt, bleibt der obere Teil des Körpers entspannt – genauso wie das Denken beschaulich die Übersicht bewahrt. Der am Boden ruhende Brustkorb ist ebenso wie die Gefühlswelt in verbindender Weise beteiligt. In dieser Lage wird ein neues, ruhig gelagertes Gleichgewicht zwischen Oben, Unten und Mitte körperlich und seelisch erlebt und geformt. Ein Gefühl von Weite und Unendlichkeit des Raumes breitet sich aus, wenn alle drei Regionen harmonisch zusammenarbeiten.

Yogaübungen zur Ordnung des Astralleibes lassen erfahren, wie Loslassen und Neuanfangen zusammen gehören. Das Lösen von alten Eindrücken, die das Bewusstsein an die Vergangenheit binden, und ein neues verfeinertes Erleben und In-Beziehung-Treten erfolgen parallel, wenn im Bewusstsein neue, höhere Gedanken bewegt werden. *„In Wirklichkeit sterben wir jeden Tag in unseren alten Mustern oder in unseren Gedankenformen, die wir uns durch die vergangenen Prozesse der Entwicklung eingegliedert haben. Gleichzeitig stehen wir aber jeden Tag durch den Sinnesprozess und durch die Wahrnehmungen, durch neue Gedanken, Lernschritte und Erkenntnisse, die als schöpferische Eigenschaften unserem Bewusstsein eigen sind, neu in das Leben auf. Auferstehung und Tod zeichnen sich jeden Tag in uns selbst."* [60]

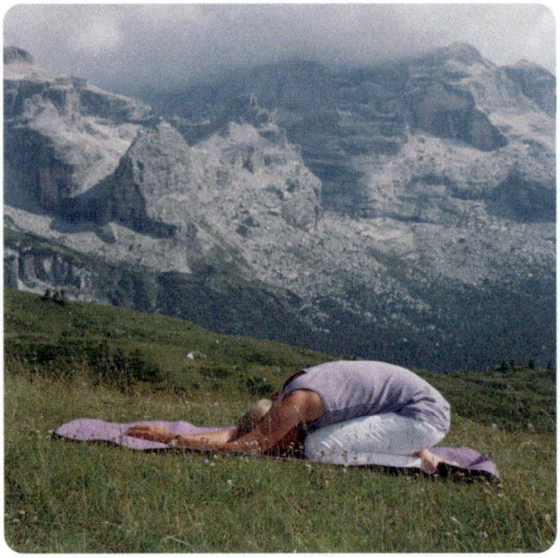

Im yoga-mudra bewahrt man Bewusstseinswachheit und ein sensibles Fühlen für die Außenwelt bei weitgehendem Loslassen und Ruhenlassen des Körpers und Zurücktreten des Willens. Diese neue Ordnung wird wie ein seelisches Neuanfangen und Kraftschöpfen erlebt.

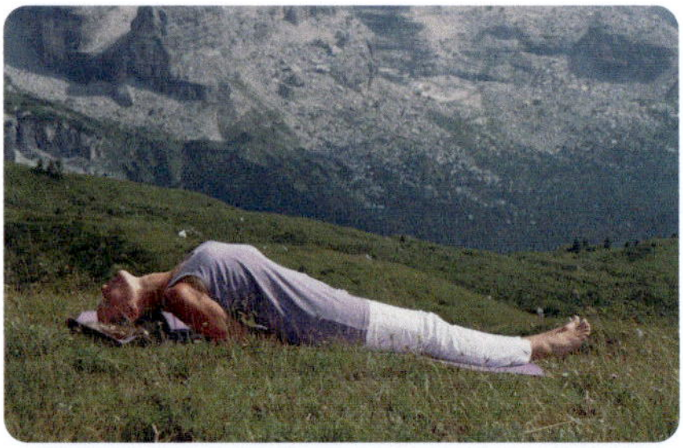

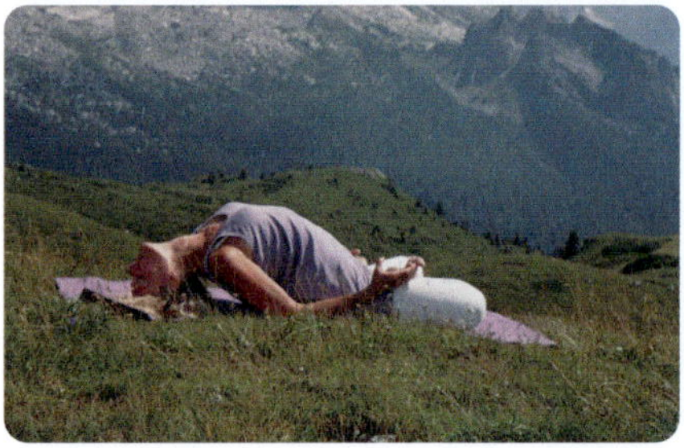

Bei der obigen Differenzierungsübung, dem Fisch (matsyasana), modelliert die Übende zuerst einen Torbogen in der Vorstellung. Dann wird eine liegende Rückwärtsbeuge ausgeformt. Zwischen Unterkörper (Willenspol), Brustraum (Gefühlspol) und Kopf (Gedankenpol) wird eine neue Ordnung gebildet. Willens- und Gedankenpol werden in Ruhe gelassen, der fühlende Pol wird aktiviert und herausgehoben. Der Brustkorb wird mit Spannkraft in eine zentrierte Öffnung geführt. Diese Gliederung eröffnet Gefühle von Befreiung und Hoffnung sowie neue Perspektiven.

60 H. Grill: Kosmos und Mensch, S. 86

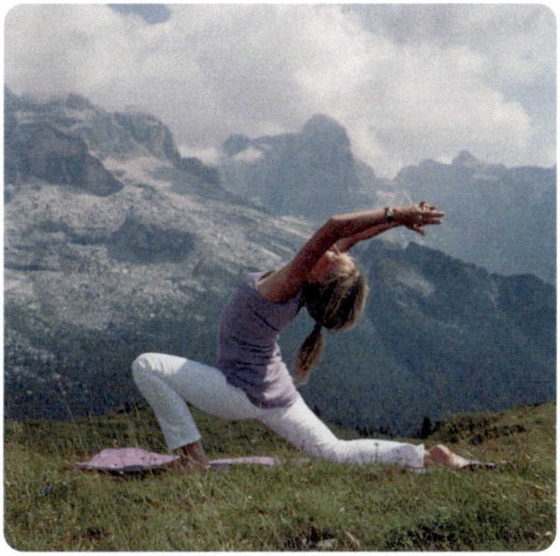

Mit der Bewegungsform des Halbmondes (anjaneyasana) wird ein körperliches Bild für eine ideale Ordnung und Gliederung des Astralleibes gestaltet. Erde, Körper, Umgebung und Himmel (Kosmos) werden aus einer neuen Perspektive heraus erlebt und bewusster erfahren. Zwei Schalenhälften greifen kreuzartig und sich gegenseitig bedingend ineinander. Zuerst wird eine zur Erde geneigte Gedanken und Licht empfangende Schale geformt. Sie bildet die stabile Basis. In der zweiten Übungsphase kann die bildhafte Vorstellung einer aufstrebenden, entspannten Wölbung der Brustwirbelsäule gedanklich aufgebaut werden. Mit zunehmender Ruhe und Konzentration zeigen sich steigende Beweglichkeit und eine feine, aufwärtsströmende Dynamik in der Wirbelsäule. Die Brustwirbelsäule öffnet sich wie eine nach oben gewölbte halbmondförmige Schale. Körperliche Spannkraft und Loslassen werden genau aufeinander abgestimmt. Der Halbmond ist ein Sinnbild für eine durch Konzentration erzeugte Ordnung und Harmonie im Astralleib, die sich in Gefühlen von Leichtigkeit und Freiheit trotz anspruchsvollem körperlichem Einsatz zeigt „bei gleichzeitig natürlicher empathischer Offenheit zu den Mitmenschen"[61]

Stärkung von Idealen

Der Wille kann mehr von egoistischen Absichten oder mehr von sozialen Motiven und Idealen geleitetet sein. Die gewünschte Substanzaufladung im Laufe von Meditationen hängt ganz wesentlich mit der Kräftigung und neuen Einstimmung des eigenen Willens zusammen. Im Willen werden Zielstrebigkeit und Ausdauer verstärkt. Dabei stellt sich eine der wesentlichsten Fragen nach dem Sinn des Übens: Welche Absichten begleiten oder bedingen die Übung, und wie sind Handlungen oder Beziehungen im Alltag motiviert? Wie kann der spirituelle Konzentrationsprozess zu einem sozialen Bezug, zu einer Umsetzung im Alltag finden?

Die Konzentrationsinhalte nehmen beim Meditieren erzieherischen Einfluss auf den Willen. Spirituelle Gedanken und Ideen tragen Ideale in sich und aktivieren den Willen dem Ideal entsprechend. Das Wort Idee ist genau so wie das Wort Ideal von gr. *idéa*, Gestalt, Urbild, abgeleitet. Im allgemeinen Verständnis ist mit Idee mehr ein immaterielles Bild, ein Erscheinungsbild von etwas gemeint, was gesehen wird und was beeindruckt (von *idein* „erblicken", „erkennen"). Hingegen ist ein Ideal zu verstehen als eine Idee, die zu Handlungen motiviert. Ein Ideal gibt eine Art Vollkommenheitsmuster vor, dessen

61 H. Grill: Das Herzzentrum in der ersten und zweiten Lebenshälfte

Umsetzung im Leben erstrebenswert ist. Es kann zum Beispiel spiritueller, wissenschaftlicher, philosophischer, politischer oder handwerklicher Natur sein. Der christlich orientierte Yogameister O. M. Aivanhov beschreibt die Bedeutung von Idealen sehr anschaulich:

„Alles in unserem Leben gestaltet und formt sich entsprechend unserem Ideal.... Ein Ideal ist ein lebendes Wesen, es ist mächtig, es ist eine Realität, und es besitzt die Mittel, uns alles zu bringen, was uns fehlt. Weil man aber diese Wahrheit nicht begreifen wollte, hat man sich stets um das Beste gebracht, was es gibt. Denn wählt man ein naheliegendes, leichtes, materielles Ziel, verpfuscht man nur sein Leben. Ein Ideal besitzt eine magische Kraft. Es ist mit uns verbunden und, wenn es ein hohes Ideal ist, bringt es uns unaufhörlich segensreiche Partikel und Ströme. Da wir es ja geschaffen haben, da wir ja daran denken, es lieben, ist es immer da, um unsere Lebensumstände zu verbessern, und so finden wir eines Tages in unserem Leben die neuen Verhältnisse, die diese Ideal vorbereitet hat. Aber dafür müssen wir es lieben, an es denken, es nähren und, trotz seiner Unermesslichkeit und der Entfernung, die uns von ihm trennt, es zärtlich in unserem Herzen und unserer Seele tragen. ... Strebt danach, das höchste, das erhabenste Ideal zu wählen und in Euch aufzubauen: das Ideal Christi."[62]

Beim gegenständlichen Meditieren werden Ideale erfasst und vertieft. Sie können schon während des Übens wie ein Drängen nach Verwirklichung erlebt werden, das aber noch zurückgehalten wird. Die Willenskraft wird also nicht nur diszipliniert, sondern auch in die Zielrichtung des Ideals befeuert. So reift der Wille beim konzentrierten Denkprozess am Gedanken mit. Die persönliche Kraft, mit der man auf Gedanken zugeht, integriert eine geistige Idee als eigenes Anliegen, als geistiges Ideal in die eigene Seele. Dieses kann dann im Alltag wie ein höheres und zugleich ureigenes Bedürfnis nach Ausdruck und Handlung verlangen. Im Alltag motivieren die meditativ bewegten Gedanken zu neuen, idealen edleren Handlungen und Verhaltensweisen. Ein Mensch, der durch Orientierung an Idealen veredelt wird, wird dann nicht nur auf die Befriedigung privater, persönlicher Bedürfnisse aus sein, sondern er richtet seinen Willen auch auf die Ausgestaltung der sozialen Verhältnisse gemäß dem angestrebten Ideal aus. Im täglichen Miteinander lassen sich Ideen zu neuen charakterlichen Tugenden entwickeln.

Anteilnahme, einfühlsame und die Mitmenschen aufrichtende Worte, Gesten und Taten kennzeichnen die Tugend der Empathie. Wird diese eben nicht nur ideenhaft theoretisch formuliert oder gedacht, sondern vor allem eigenständig gefühlt und gewollt, dann wird sie sich im Beziehungsleben überzeugend umsetzen lassen und ganz natürlich ausstrahlen. Wird die Tugend der Empathie ohne äußere und innere Zwänge, frei entschieden und unbefangen gelebt und verkörpert, dann wird sie sogar auch andere Menschen zur Empathie-Entfaltung ermuntern.

62 O. M. Aivanhov: Das hohe Ideal

Ein besonderes Vorbild für ein an Idealen orientiertes empathisches Handeln ist der frühere Freiheitskämpfer und spätere Präsident Südafrikas, Nelson Mandela. Dieser war während seiner 27 Jahre langen Gefängnisstrafe in der Lage, scheinbar unüberbrückbare Gräben des politisch geschürten Hasses zu überwinden und mit erbitterten Gegnern ergebnisreich unter Wahrung der Würde für alle Beteiligten zu kommunizieren. Die Kraft dafür schöpfte er unter anderem aus täglichen Meditationen, sozialen Idealen und einer tatsächlich erlebten starken zwischenmenschlichen Verbundenheit mit seinen Mitstreitern, selbst unter traumatisierenden demütigenden Bedingungen. In den schwierigsten Situationen stellte er seine hohen Ziele und Ideale wie die der Gewaltfreiheit und sozialen Gerechtigkeit allen subjektiven Reaktionen voran. Er war auch im Gefängnis grundsätzlich bereit, sich empathisch für Freund und Feind einzusetzen:

„Man muss erkennen, dass die Menschen aus dem Lehm der Gesellschaft gemacht sind, in der man selbst lebt, und dass sie deshalb Menschen aus Fleisch und Blut sind. Sie haben Stärken, und sie haben Schwächen. Die eigene Pflicht besteht darin, mit Menschen als Menschen umzugehen, und nicht weil man glaubt, dass sie Engel seien. Und deshalb, sobald man dieses weiß, dass ein Mensch diese Tugend aber auch jene Schwäche hat, arbeitet man mit beidem, stellt sich auf diese Schwäche ein und versucht, ihm bei der Überwindung zu helfen. Ich will mich nicht von der Tatsache ängstigen lassen, dass ein Mensch bestimmte Fehler gemacht hat und dass er menschliche Schwächen hat."[63]

Mandela ist selbst auf seine Gefängniswärter mit persönlichem Interesse und Anteilnahme sowie Respekt vor ihren beruflichen Pflichten zugegangen und arbeitete unermüdlich an deren persönlicher Integrität und Weiterentwicklung. Dies führte zu neuen, tiefen und dauerhaften persönlichen Freundschaften mit ihnen innerhalb des Gefängnisses, welche er auch nach der Haftzeit weiter pflegte.

Wie heilsam und tröstend die tatsächliche Umsetzung zwischenmenschlicher Ideale sein kann – und das unter den Extrembedingungen lebenslänglicher Haft – beschrieb auch einer von Mandelas Mitgefangenen, ein südafrikanischer Inder: *„Jemand hat einmal über zwei Gefangene geschrieben, die aus dem Fenster ihrer Zelle nach draußen blickten. Einer von ihnen sah Gitterstäbe, der andere dagegen Sterne. Das wahre Bild des Gefängnislebens ist geprägt von großer Wärme, Kameradschaftlichkeit, Freundschaft, Humor und Lachen, von starken Überzeugungen, geistiger Großzügigkeit, Gemeinschaft, Solidarität und Fürsorglichkeit. Es ist ein Bild des ständigen Lernens, in dem man seine Mitmenschen immer besser kennenlernt, um besser mit ihnen zusammenleben zu können, indem man jedoch vor allem sein eigenes Selbst erfährt, seine eigenen Schwächen und Unzulänglichkeiten, aber auch sein Potenzial. Reduziert man das Gefängnisleben auf kalte, unpersönliche Statistiken, löscht man die tiefen, vieldimensionalen*

63 N. Mandela: Bekenntnisse, S. 264

Erfahrungen, Gefühle und Interessen einer lebendigen Gemeinschaft aus. Wir möchten nicht, dass Robben Island zu einem Denkmal unserer Entbehrungen und unseres Leides wird, sondern den Triumph des menschlichen Geistes über die Mächte des Bösen verkörpert."[64]

Tugenden aus Ideen und Idealen zu entfalten, kann auf seelischer Ebene zu einem solch selbstverständlichen Lebensmotiv werden wie Hunger und Durst als körperliche Bedürfnisse zu bestimmten Handlungen motivieren. Der eigene Wille verhilft den im Laufe der meditativen Praxis bewegten idealen Gedanken dazu, diese ins Sozialleben zu integrieren. Im Alltag gepflegte Tugenden wie Gewaltfreiheit, Ehrlichkeit oder Wahrheitsstreben unterstützen wiederum die Meditationsprozesse, wohingegen Untugenden wie Lügen, Hass oder oberflächliches Urteilen über Andere Kraft abbauen, das Ich schwächen und die Fähigkeit zur Gedankenkonzentration verhindern.

Zentrierung und Offenheit im Fühlen

Zwischen einem klaren Denken und einem kräftigen Handlungswillen bildet sich die mittlere Seelenkraft des Fühlens aus. Diese wird durch den gedanklich geleiteten meditativen Prozess reiner, vielfältiger und offener für geistige Einflüsse und für die Mitmenschen. Wenn die persönlichen Gefühle mit den anderen beiden Seelenkräften verwickelt bleiben, können sie als Emotionen treibend, bindend oder trennend wirken. Es kann aber auch innere Teilnahmslosigkeit, apathische Gefühllosigkeit entstehen. Verwickelte Gefühle sind im Zwischenmenschlichen entwicklungshemmend. Gesundes, lebensnahes Fühlen kennzeichnet sich durch die Fähigkeit, alte Gefühle loslassen und immer wieder neue an die gegebene Situation angepasste Empfindungen aufbauen zu können. Es lassen sich ganz konkrete Empfindungen innerhalb der neuen Objektbeziehung entwickeln. Beispiele dafür finden Sie bei der Beschreibung der verschiedenen *asana*-Fotos. Vorher zeigen Empfindungen wie das schon erwähnte Wacher-, Lichter-, Weiter-, Freier- und gleichzeitig Geordneter-, Zentrierter- und Kräftiger-Werden an, dass die gedankliche Konzentration überhaupt in die gewünschte Richtung verläuft.

Die Gefühlswelt wird durch ein objektives Thema sozusagen gereinigt und mit differenzierten Empfindungen wie bei einem künstlerischen Prozess bereichert. Sie kann sich dann von der Region der Gedanken aus neu mit dem Leib nach unten hin verbinden: *„Es würden neue Ätherkräfte entstehen, wenn die Empathie in diesem anspruchsvollen Sinne und auch frei von den zunächst rein emotional gebundenen Bedürfnissen durch ein Thema zur Erkraftung kommen würde, und es würde sich das Gefühlsleben auf neuen Ebenen mit dem Leib verbinden, wenn man diese Anforderungen in einer anspruchsvollen und klareren, durch den Gedanken getragenen Bewusstheit entwickeln würde."*[65]

---

64 A. Kathrada, zit. nach C. Brand: Mein Gefangener, mein Freund Mandela, S. 105–106
65 H. Grill: Die Signaturen..., S. 165

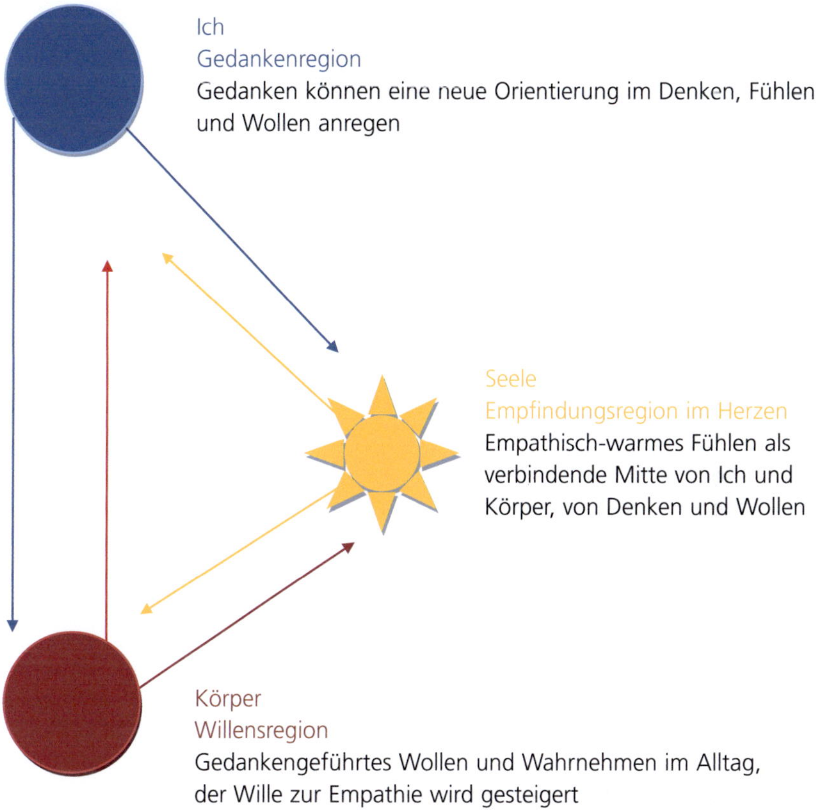

Der Wille wird durch gedankliche Ideale befeuert und wird dem Denken und Fühlen als persönliche schöpferische Kraft entgegen gebracht.[66]

Empathie bewirkt ein Unabhängiger-Werden von persönlicher Sympathie und Antipathie. Durch empathische Reaktionen sind alle drei seelischen Ebenen zugleich angesprochen. Denken, Fühlen und Handeln werden zu Mit-Denken, Mit-Fühlen und Mit-Handeln. Das Mit-Empfinden geht vom Mit-Denken aus. Daraus entsteht auch ein moralisches Beteiligt-Sein, was sich als Bereitschaft und Wollen zu praktischer Hilfeleistung, zu gemeinsamen Taten und zu einem gemeinsamen Fortschritt zeigt, das Mit-Handeln.

66 in Anlehnung an H. Grill: Meditation – ein überirdischer Funke des Denkens

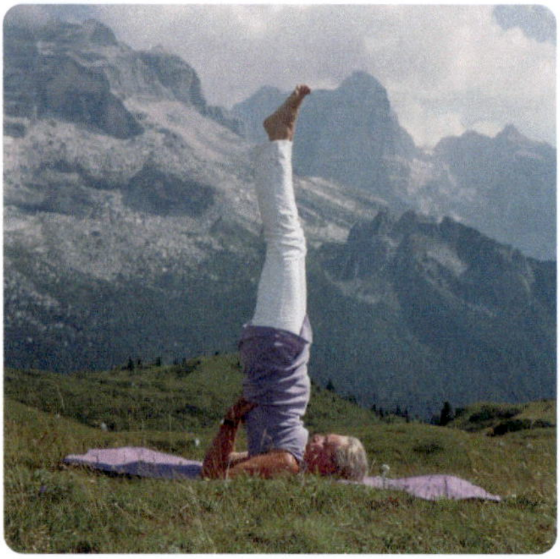

Denkt man bei der Ausführung des Schulterstandes, sarvangasana, an die Herzregion als Mitte, die zwischen dem Pol des Willens und dem Pol des Denkens seelisch verbindend wirkt, so stellt sich mehr und mehr ein gegenwärtiges Fühlen für diese ruhende und sich aus einem größeren Zusammenhang heraus zentrierende Mitte ein. Im Herzen beginnt die „Neugeburt der Individualität".[67]

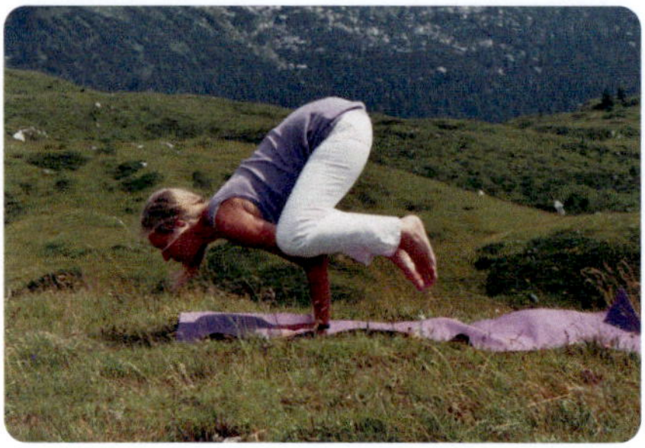

Auch bei der Krähe (kakasana) fördert ein Gedanke an die Herzregion das Ausbalancieren der Wirbelsäule zwischen Oben und Unten und ein Gefühl für die Mitte.

3. Ätherleib – Kraftzuwachs

Der gedankliche Konzentrationsprozess verbessert auch die Substanz der Lebenskräfte in ihrer Qualität und Quantität. Sowohl der wärmende und ganzheitsschaffende Feueräther als auch der formschaffende Lichtäther werden gekräftigt, so auch der verbindende chemische und der verankernde Lebens-Äther.

Ätherkräfte werden bei dieser Art des Meditierens sogar neu geschaffen und für viele Bereiche bis in die kosmische Dimension hinein freigesetzt. Der Kosmos umfasst aus spiritueller Perspektive auch die sogenannte Weltenäthersphäre, die wesenhafte Sphäre, die alle höheren Wesen, die Planeten und die Sterne umfasst.

Diese Weltenäthersphäre lässt sich vom Menschen und seiner gedanklichen Aktivität bereichern. Denn sie nimmt das vom Menschen geistig Geschaffene auf und verwendet es zur Weiterentwicklung durch Rückstrom an die Menschheit. So ist ein entwicklungsfördernder Kreislauf der Lebenskräfte in der Schöpfung tätig.[68]

Während in der Vorstellung ein klares Bild eines Objektes vor dem inneren Auge aufgebaut wird, wird der persönliche Ätherleib aktiv. Erinnert man sich anschließend an das Objekt, wird der Ätherleib verstärkt angeregt, es wird neue Äthersubstanz für die Zukunft geschaffen. Der umgekehrte Vorgang findet statt, wenn man ständig belastende, schwierige oder unliebsame Erinnerungen oder Gefühle aus dem Unbewussten aufkommen lässt. Damit projiziert man Schwächungen bis in die Äthersphäre hinein.

67 H. Grill: Seelendimension, S. 298
68 vgl. H. Grill: Seelsorge

Rudolf Steiner erläutert, wie der Ätheraufbau, die Ätherisierung mit inneren Bildern einhergeht. Wenn man eine Flamme anschaut und dann die Augen zumacht, hat man ein Nachbild der Flamme, das nach und nach abklingt. An diesem Prozess des Aufnehmens des Lichteindrucks und des anschließenden Erinnerns sei der menschliche Ätherleib beteiligt, der schließlich dem Weltenäther das erinnerte Bild einpräge: *„Sehe ich eine Flamme an, mache die Augen zu, lasse sie abklingen, … dann ist das etwas, was nicht bloß in mir vorgeht, das ist etwas, was in der Welt vorgeht."*

Der gleiche Vorgang gelte auch für Gedanken. Erinnere man sich daran, was ein Mensch gesagt habe, so sei das ebenso ein bedeutsamer Vorgang für die Welt, unabhängig davon, ob man gut oder schlecht von dem Menschen denke. *„Wenn Sie über Ihren Nebenmenschen Gutes denken: Es klingt ab, ist im Weltenäther als ein objektiver Vorgang; wenn Sie Böses denken: Es klingt ab, als ein objektiver Vorgang. Sie können nicht etwa abschließen dasjenige, was Sie über die Welt wahrnehmen oder urteilen. Sie machen es scheinbar für Ihre Auffassung in sich, aber es ist zu gleicher Zeit ein objektiver Weltenvorgang."* [69]

Mit dem bewussten Ausprägen von sinnvollen Gedanken und Erinnerungsbildern übernimmt der Mensch aus spiritueller Sicht Verantwortung für die Weiterentwicklung der irdischen und geistigen Welt.

4. Körper – Substanzverwandlung

Die gedanklich geführte Konzentration betrifft zuletzt auch den Körper. Der Körper ist der Ort, der Bewusstseinsveränderungen am sichtbarsten zeigt. Wird das Bewusstsein freier vom Körper und für geistige Aktivitäten verfügbar, ist Verwandlung bis in die Handlungen, Bewegungen und schließlich bis in den Stoffwechsel, bis in die materiellen Substanzen, Formen und Strukturen des Körpers hinein möglich. Dieser Vorgang wird im Yoga als Gesetzmäßigkeit beschrieben: Wenn man einen Gedanken zielstrebig und mit einem eigenständigen Bedürfnis nach dessen Verwirklichung denkt, dann wird dieser gemäß seinem inneren Wesenszustand am Ende schließlich andere Bedürfnisse überwinden und einen Ausdruck im Leben, sogar im menschlichen Körper, finden: *Yad bhavan tad bhavati*[70]. Da die Substanzen des menschlichen Körpers auch aus naturwissenschaftlicher Sicht ständig auf- und abgebaut werden, sind sie in der Lage auf Bewusstseinswandlungen zu reagieren. Psychoneuroimmunologische Forschungsergebnisse und medizinische Erfahrungen weisen in die gleiche Richtung.

Der Körper wird im Laufe der Yoga-Praxis zunehmend mehr als Instrument, als Ausdrucksorgan von Gedanken, empathischen Empfindungen und neuen Willenskräften erlebt. Er wird mit der Zeit ein aufrechteres und gelösteres, leichteres oder ein etwas zurückgewichenes und trotzdem dynamischeres Bild abgeben und damit ansprechender. Entspannung

69 R. Steiner: Die Sendung Michaels, S. 126
70 vgl. H. Grill: Seelendimension, S. 275; „Der innere Wesenszustand (des Gedankens, Anm. der Verfasserin) wird sich sich einmal in seiner äußeren Gestalt ausdrücken".

und Ruhe bei gleichzeitig erhöhter Bereitschaft zu Wahrnehmung und Bewegung werden spürbar und sichtbar.

Studienergebnisse, die an der anthroposophischen Universität Witten-Herdecke entstanden sind, zeigen, dass mit einer entspannten, ausgewogenen körperlichen Verfassung wiederum auch eine hohe nach außen gerichtete Wahrnehmungsqualität, welche Voraussetzung für Empathie ist, korreliert[71].

Empathische Menschen strahlen im Miteinander körperliche Wachheit, Zugewandtheit, Wendigkeit, Bereitschaft, Formkraft, Ordnung oder auch eine Anziehungskraft durch Sensibilität aus. Ihre Ausdrucksgesten, Haltungen und Bewegungen während des Kommunizierens sind unter anderem von Übersicht, Sanftheit und Empfänglichkeit sowie Aktivität, Reaktionsfähigkeit und sozialer Bezogenheit geprägt.

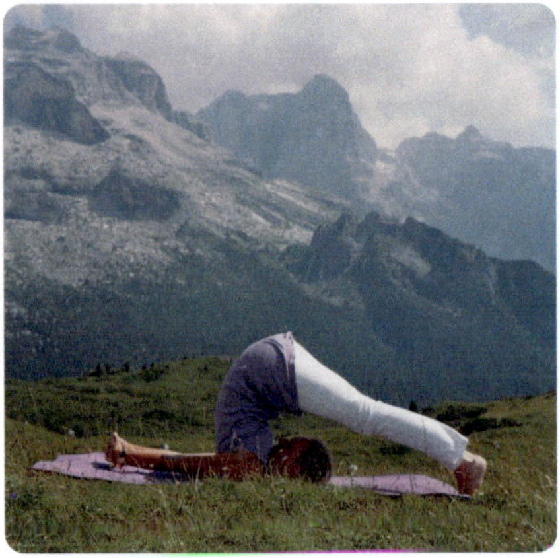

Die Yogaübung mit dem Namen Pflug (halasana) geht mit einem intensiven Durcharbeiten des Körpers, ausgehend von einer hohen Spannkraft in der mittleren und unteren Region der Wirbelsäule, einher. Der Körper wird hier so geformt wie das Ackergerät in einer altertümlichen Variante. Der Pflug, der früher noch im Zusammenspiel von Menschenhand und Tier betrieben wurde, wird zur Lockerung und Wendung des fest gewordenen Bodens eingesetzt, damit dort neue Pflanzen gedeihen und neue Früchte wachsen können. Wie beim Wenden der Erde gerät in der Yogaübung unter Einsatz von hoher Dynamik das Untere nach oben, das Obere nach unten. Dabei fließt der Atem tiefer in den Rumpf hinein. Es wird eine den Körper tief durchdringende Umwälzung ausgedrückt. Die Haltung und die Erlebnisse der Berührung und Weite veranschaulichen das Bild einer geistigen Wandlung im menschlichen Leben, das auch den Körper einbezieht.

71 vgl. M. Köhl: Die Bedeutung der Subjektivität für empathisches Handeln

V. Übungen zur Empathie-Entwicklung im Alltag

Der Alltag bietet unzählige Möglichkeiten zur Anwendung der beschriebenen Grundübung der Konzentration allein oder im Miteinander, auch ohne dass man sich an einen besonderen Übungsplatz zurückzieht. Geeignet sind alle Gegebenheiten des täglichen Lebens. Wir können uns Menschen oder den vier Elementen, Metallen, Mineralien, Bergen, Pflanzen, Nahrungs- oder Heilmitteln, Tieren, Kunstwerken, Gebäuden, Wetterverhältnissen etc. je nach persönlichem Interesse, Beruf, den gerade gegebenen Umständen oder Notwendigkeiten zuwenden.

Gesprächssituation

In folgender Weise lässt sich der Konzentrationsprozess während eines Gespräches durchführen: Zunächst gilt es, eine Wahrnehmung für die Gesamtsituation und für den anderen Menschen auszuprägen. Zum Beispiel kann man die körperlichen Proportionen des Anderen, insbesondere den Brustkorb, die Brustwirbelsäule und die Herzregion physisch betrachten. Währenddessen nimmt man auch sich selbst wahr. Während des Gesprächs löst man sich von schnellfertigen ungesteuerten äußeren Eindrücken, Bewertungen und Emotionen. Alle Abschweifungen, assoziierenden Erinnerungen, Bilder, Stimmungen und Gefühle, die nichts mit dem Dialog, den betrachten Menschen oder dem Aufmerksamkeitsfokus zu tun haben, weichen mit zunehmender Aufmerksamkeit für den Anderen, mit zunehmender Ausdauer immer leichter zurück.

„Wenn wir Menschen gegenüberstehen, dann nehmen wir nicht nur ihre Gedanken wahr, sondern wir nehmen auch das Ich selber wahr. Und auch das Ich ist noch nicht wahrgenommen, wenn man bloß die Gedanken wahrnimmt." Rudolf Steiner spricht hier von geistigen Wahrnehmungssinnen für die Gedanken und vor allem für das Ich des Gegenüberstehenden. Dieser Ich-Sinn wird angelegt, wenn wir aktiv zum Anderen und zugleich weit aus uns selbst heraus gehen. *„Indem wir in das Ich eines andern Menschen wahrnehmend eindringen, gehen wir am meisten aus uns selber heraus."*[72]

Bauen Sie ein klares Bild der gesamten Situation auf. Stellen Sie dabei eine Forschungsfrage in den Mittelpunkt. Zum Beispiel können Sie sich fragen, wie die Mitte, die Herzregion, des betrachteten Menschen auf Sie wirkt. Wirkt sie zentriert oder verschlossen, kraftlos oder aber eher aktiv und offen? Welches Empfinden für die Herzregion des Anderen entsteht bei Ihnen? Wenn Sie in dem Kontakt ein gemeinsames Thema besprechen, können Sie darauf achten, wie, mit welcher Idee oder mit welchem Motiv der Andere an das Thema herangeht und ob oder wie direkt er im Gespräch an die Worte anderer Beteiligter anknüpft. Wie wird das Gespräch geführt? Aus spiritueller Sicht hängt die Herzregion mit der gedanklichen Klarheit, Konkretheit, Bezogenheit und Logik zusammen.

72 R. Steiner: Die zwölf Sinne des Menschen, S.19)

Eine Frage oder eine Idee, welche die Aufmerksamkeit zur seelischen Ebene hin zentriert, wird nun in anhaltender Konzentration aufrechterhalten. Bleiben Sie bei der Frage oder dem Gedanken, während Sie zugleich das Bild des anderen Menschen vor Ihrem inneren Auge immer wieder von neuem aufbauen. Es kann ein vertiefter Eindruck entstehen, wie die Herzregion als seelisches Zentrum beim Gegenüber aktuell ausgeprägt ist. Eventuell bemerkt man auch, dass der Mensch nach dieser Betrachtung schon etwas ruhiger, strahlender, lichter oder kräftiger wirkt.

Im nächsten Schritt können die Ergebnisse auch zu weiteren Gedanken, Vorstellungen, Worten und Gesten führen, mit denen man den anderen Menschen anschließend empathisch weiter begleiten oder zur Entwicklung neuer Fähigkeiten anregen möchte. So können Sie sich fragen, was diesem Menschen zur Weiter-Entwicklung seiner seelischen Mitte verhilft. Sollte er aktivere Kontakte eingehen, oder sollte er klarer denken lernen? Oder braucht er mehr Mut im Gespräch, Ideen und Ideale zu formulieren und darzustellen? Wenn Sie wiederholt an diesen Menschen denken, begibt sich die eigene Seele auch im Nachhinein noch näher zu demjenigen Menschen hin, mit dem Sie sich im Gespräch beschäftigt haben. Dann können wiederum neue Eindrücke entstehen.

Begegnungsrückschau

Eine ähnliche Übung ist die Tagesrückschau: Vor dem Schlafen-Gehen erfolgt eine bewusste Beschäftigung mit denjenigen Begegnungen, die Sie tagsüber erlebt haben. Richten Sie die Aufmerksamkeit auf den vergangenen Tag, indem Sie diesen angefangen beim Abend in rückwärtiger Reihenfolge wie einen Film in Ihrem Bewusstsein Revue passieren lassen.

Sie können den Schwerpunkt speziell auch auf einen einzigen Menschen und eine konkrete Begegnung ausrichten und sich zunächst an die äußeren Bedingungen erinnern. Wie war die äußere Begebenheit, wie war der Mensch gekleidet, wie haben Sie seinen Körper wahrgenommen? Versuchen Sie möglichst genau den Kopf (Haarfarbe, Augenfarbe, Gesichtszüge etc.), den Unterkörper und die Beine sowie den Brustkorb mit Schultergürtel und Armen zu rekonstruieren.

Bauen Sie dann ein klares Bild des Menschen innerhalb Ihrer Vorstellung auf. Bringen Sie zudem in Erinnerung, was der Mensch gesagt hat, und wie er sich in Worten, Gesten und Taten in Beziehung gebracht hat. Sie können sich wiederum fragen, ob der Betroffene klare und logisch aneinander anknüpfende, konkrete Gedanken geäußert hat. Achten Sie auf die bei Ihnen selbst auftauchenden Empfindungen. Es kann zum Beispiel ein Eindruck entstehen, dass der Andere trotz klar gesprochener, gut geführter Worte in dem Gespräch wie isoliert und ohne Bezug wirkte.

Sie können eine weiterführende Frage in den Mittelpunkt stellen, während Sie den Menschen weiterhin bildhaft in der Erinnerung bewahren, z.B. „Wie will ich eine nächste Begegnung gestalten?" Suchen Sie aber nicht nach Antworten, sondern bleiben Sie einfach konzentriert bei der Fragestellung und bei der bildlichen Erinnerung. Je nach Empfindung können Sie sich zum Beispiel für die nächste Begegnung vornehmen, selbst besser an den anderen inhaltlich anzuknüpfen und mehr Zusammenhang im Gespräch zu schaffen, so dass der Andere und Sie selbst dadurch näher zueinander finden.

Konkrete Fallbeispiele

Ein Mensch im Alter von 45 Jahren lügt und betrügt gerne andere Menschen. Psychologisch eingefühlt tut er es anscheinend deswegen, weil er im Leben schlechte Erfahrungen gemacht und in seiner Kraft zur Aufrichtigkeit früh geschwächt wurde. Als Kind hatte er verlogene oder schwächende und verletzende Vorbilder. Vielleicht wird man einen seelischen Schmerz oder andere unbewusste Motive entdecken und die Lügerei damit erklären und entschuldigen. Vielleicht kommt man sogar zu dem Schluss, dass der Mensch ja gar nicht anders kann als zu lügen, weil er ja von – wahrscheinlich unbewusster – Angst und Verletzung wie fremdbestimmt ist. Bei dieser Art Mitgefühl kann man selbst viel Kraft verlieren. Der Ich-Reifeprozess wird dabei noch nicht gefördert.

In erweiterter Anschauung kann man sich vorstellen, dass jeder Mensch aus seinem Ich heraus Entscheidungen sowie Lüge oder Wahrheit frei wählen kann und dass er selbst die Zukunft mitgestaltet und verantwortet. Dann wäre es sinnvoll, beim Lügenden selbst das Bewusstsein für die Folgen seiner Erfahrungen, Einstellungen und Äußerungen zu schärfen. Victor Frankl, der bekannte KZ-Überlebende und Begründer der Logotherapie, weist auf diese Selbst-Verantwortung folgendermaßen hin: *„Worauf es ankommt, ist nämlich tatsächlich nicht die Angst oder was für Gefühle wir immer gerade haben mögen, vielmehr einzig und allein, wie wir zu ihnen Stellung nehmen, also unsere Einstellung. Diese Einstellung ist jeweils eine eben frei gewählte."*[73] Frankl bezieht sich mit seiner Überzeugung auch auf Untersuchungsergebnisse, die gezeigt haben, dass selbst kriminelle Neigungen von Heranwachsenden sich nicht aufgrund der Erziehung, der Umgebung, der sozialen Situation, der kulturellen Einflüsse, der Vererbung oder der durchgemachten Erkrankungen vorhersagen oder erklären lassen. Für Vorhersagen sollen allein das Ausmaß des Selbstverständnisses, der Fähigkeit zur Selbstdistanzierung und die eigenen Zielsetzungen ausschlaggebend sein: *„Wo ein Ziel ist, dort ist auch ein Wille."*[74]

So könnte sich Empathie für einen lügnerischen Menschen darin zeigen, dass man sich vergegenwärtigt, wie dreist dieser eigene Vorteile einkalkuliert. Daran schließen sich entwicklungsanregende Fragen an: Wie würde der Lügner werden, wenn er größere soziale Zusammenhänge bedenken und eigenes Interesse für die von ihm Geschädigten entwickeln würde? Während er sich durch Lügen Vorteile verschafft, erleiden andere Menschen Verluste. Nimmt er diesen Zusammenhang überhaupt wahr? Kann er sich vorstellen, andere Menschen weiterzubringen, anstatt sie auszunutzen? Will er die bisher geschaffenen Ungleichgewichte in der Zukunft noch weiter fortsetzen und kann

73 V. Frankl: Das Leiden, S. 55
74 V. Frankl: Der Mensch vor der Frage nach dem Sinn, S. 211

er dies überhaupt verantworten? Und welche neuen Ziele und Lebensinhalte kann er insgesamt im Leben aufbauen?

Abschließend möchte ich noch ein Fallballspiel aus einer yogatherapeutischen Behandlung in Kurzfassung darstellen. Es geht um einen jungen Mann mit Anfang 20, der bei seinen Eltern wohnt. Zu Beginn der Behandlung konnte er aufgrund einer erheblichen Gehbehinderung einen Fuß nur mit den Zehenspitzen aufsetzen. Seit seiner Kindheit fühlte er sich zu physiotherapeutischen Behandlungen gezwungen, die für ihn relativ schmerzhaft waren. Nun befand er sich seit Monaten zudem noch in einer schweren psychischen Krise. Selbstzweifel, Autoaggression, Überforderungs- und Hilflosigkeitsgefühle sowie Perspektivlosigkeit waren so groß geworden, dass er sein Studium abbrach. Nach mehreren stationären psychiatrischen Aufenthalten entschloss er sich zu einer ambulanten Psychotherapie, die mit yogatherapeutischen Interventionen und der Frage nach neuen Zielen begleitet wurde. Mir fielen verkrampfte Bewegungsmuster und Ängste auf, die sich verstärkten, wenn ich dem Patienten Anregungen für neue Bewegungen gab. Zunächst war der junge Mann sogar der Meinung, dass er sich bald einer operativen Muskelverlängerung unterziehen sollte, um seine Wadenverkrampfungen zu lösen. Denn sein Gangproblem hatte ihm auch schon viele Hänseleien und Selbstwertprobleme beschert. Ich stellte mir vor – zunächst ohne mit dem Patienten darüber zu sprechen – wie er den Mut entwickeln könnte, den Operationstermin zu verschieben. Zwischenzeitlich könnte er lernen, von seiner Problemfixierung loszulassen, mit der Umwelt aktiver in Kontakt zu treten, seine persönlichen Möglichkeiten zu erweitern und zu ergreifen. Ich sagte ihm ganz deutlich, dass ich ihn gerne fördern möchte, Einschnürungen im Bewusstsein, im Körper, im Elternhaus und in freundschaftlichen Kontakten selbständig, freier von Zwängen und Ängsten zu überwinden. Dabei bot ich ihm Konzentrationsübungen und verschiedene dynamische und ordnende Yogaübungen an. Er lernte dadurch, sich körperlich und seelisch zu gliedern sowie entspannter auszudehnen, Weite zu erleben und sich in Verbindung mit dem umgebenden Raum und mit mir zu bewegen.

Eine kurzfristige akute körperliche Erkrankung führte plötzlich dazu, dass der Patient den Operationstermin gänzlich absagte und von da an entschlossener und zuversichtlicher an der Behandlung mitwirkte. Innerhalb weniger therapeutischer Stunden wurde sich der junge Mann einiger Fremdbestimmungen bewusst, klärte persönliche Konflikte, führte Yogaübungen selbständig zu Hause durch und studierte einige Yogatexte. Schließlich konnte er zeitweise erstmals in seinem Leben mit beiden Füssen auftreten. Bald entschloss er sich auch zu einem Studiengang, der ihn interessierte und der ihm Freude vermittelte, obwohl die Berufsaussichten unklar waren. Dabei lernte er auch neue Freunde kennen. Für den jungen Mann war es eine zentrale Erfahrung, dass er Körper und Gedanken voneinander unterscheiden lernte. Er bemerkte, wie er zunehmend Gefühle, Gedanken und Handlungen bewusster gliedern konnte, und dass er Projektionen besser abwehren konnte. Vor allem erlebte er zunehmend seine Ich-Kraft, die ihm verhalf, aus körperlichen und psychischen Schwächen herauszufinden und wieder Kontakt und Austausch mit neuen Ideen und seinen Mitmenschen einzugehen.

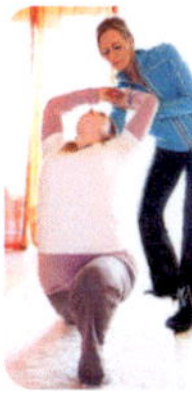

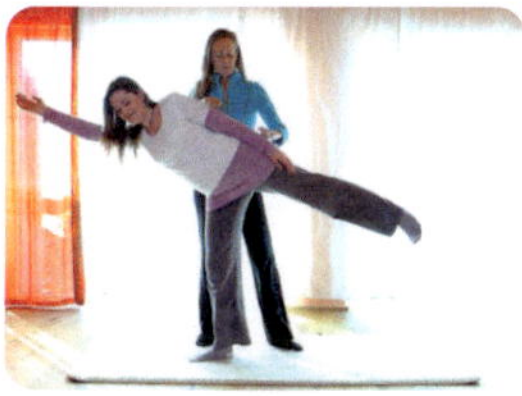

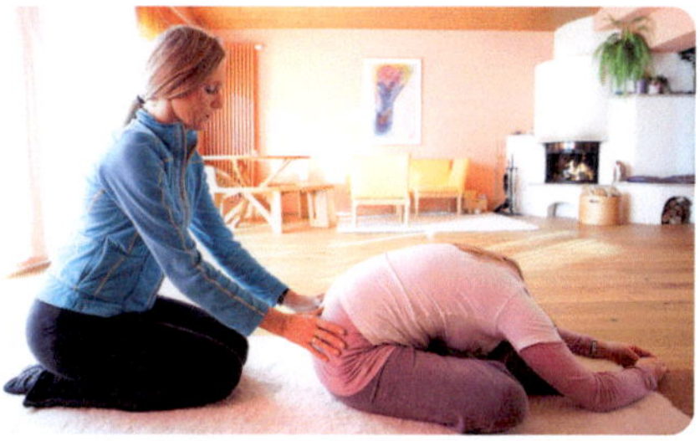

Die drei obigen Fotos zeigen heiltherapeutische Unterstützungen bei einer Yogapraktizierenden zur Förderung der Offenheit im Halbmond, der Leichtigkeit und Stabilität in der seitlichen Waage sowie des Loslassens und Regenerierens im yoga mudra.

Körperübungen aus dem Yoga als Grundlage zur Empathie-Entwicklung

Die Körperübungen im Yoga, die *asana*, ermöglichen nicht nur körperliche und mentale Fitness-Steigerungen, sondern – wie schon gesagt – Entwicklungen, die an ein bewusstes Unterscheidungsvermögen zwischen körperfreiem und körpergebundenen Erleben anknüpfen. Die *asana*-Praxis kann genauso wie die Konzentrationsübungen an imaginativen Gedanken ansetzen und geistige Empathie-Prozesse für den Alltag vorbereiten.

Genaue Übungs-Anleitungen finden Sie in der Literatur von Heinz Grill, insbesondere in *„Die Seelendimension des Yoga"*.

Vielfältige Empfindungen sowie Tugenden wie Übersicht, Mut, Entschlossenheit, Gleichmut, Zielstrebigkeit, Ausdauer, Hingabe, Weisheit und empathische Offenheit können in Körperhaltungen einen Ausdruck bekommen. Viele der folgenden und die vorausgegangenen Fotos von Yogahaltungen sind in der Berglandschaft der Brenta-Dolomiten zwischen Erde und Himmel, dem festem Berg-Untergrund und dem unendlich freien kosmischen Raum, aufgenommen. Sie sollen auf einfache Weise zeigen, wie eigene innere und äußere Aktivitäten ständig eine neue Einordnung in die Umgebung bewirken. Wir stehen seelisch aufnehmend, formend und ausstrahlend mit der Umwelt im Zusammenhang. Die eigene Aktivität ermöglicht es, sowohl sensible Wahrnehmungen für den Körper, für die Erde und für die Formen des materiellen Lebens aufzubauen als auch für die ungreifbaren Dimension des Kosmos und des Geistes. Ein gedankenbezogenes, empfindungsreiches Seelen- und Körpertraining bildet eine gute Basis für ein gebendes empathisch-verbindendes Miteinander.

In den Körperhaltungen werden verschiedene Energie- und Empfindungsregionen der Seele, die *cakras*, die sowohl dem Äther- als auch dem Astralleib zugehörig sind, angesprochen. Die oberen drei *cakras* sind in der Nähe der Kehle bis zur Scheitelregion angesiedelt. Sie entsprechen bewussten Denktätigkeiten. Ein differenziertes Wahrnehmen, Vorstellen und Denken fördert das fünfte *cakra*, das an der Kehle lokalisierbar ist, in seiner Entfaltung. Konzentration bildet klares, lichtvolles und projektionsfreies Denken und das sechste *cakra* in der Nähe der Stirn heraus. Körperfreiheit genauso wie gleichzeitige Verkörperung der Gedankenbildung geht mit dem siebten *cakra* einher. Die über dem Scheitel liegende Region gilt im Yoga als Region des körperfreien Seelenlebens. Die Entfaltung des siebten *cakras* ermöglicht die größte Freiheit gegenüber der Materie und dem eigenen Körper.

Die unteren drei *cakras* (vom Steißbein über die Lendenwirbelsäule bis zum Solarplexus lokalisiert) stehen mit der Handlungskraft in Verbindung: Das erste *cakra* ist die Kraftregion des Willens und der Handlungen und gibt auch dem Denken Struktur, Festigkeit und Kraft. Das zweite *cakra* impulsiert die fließende Koordination von Körperteilen, Bewegungen und Willenseinsatz sowie das Empfindungsvermögen zu Handlungen und zu Gedanken sowie Vertrauen zu einer Sache oder zu einer Idee. Das dritte *cakra* hat Bezug zur Dynamik, Spannkraft, Zielstrebigkeit und Ausdauer im Willen und in der Konzentration.

Am Herzen bildet sich eine Empfindungsregion für das Ich heraus. Das vierte Zentrum (*anahata-cakra*) stellt die ausbalancierende Mitte zwischen den oberen und unteren Seelenregionen dar. Man stelle sich eine Waage vor, in deren Waagschalen die Seelenkräfte im übertragenen Sinne austariert werden. Wie ein ruhender Mittelpunkt wägt die fühlende Kraft des Herzens das Denken gegenüber dem Willen, äußere und innere Kräfte, sensibel miteinander ab. Von dieser Mitte aus gestalten wir im Zusammenleben ein heilsames aktives Gleichgewicht zwischen uns selbst und der Außenwelt.

Cakras – Symbole, Namen und Bedeutung in traditionell asiatischer Sichtweise

	Farbe und Symbol	Sanskrit	Deutsch	Element
7.	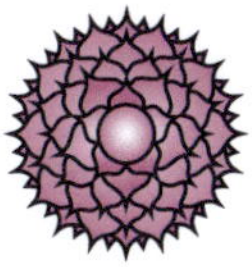	*sahasrara*	Kronen- oder Scheitelcakra	Universum
6.	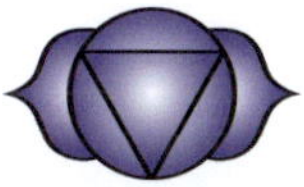	*ajna*	Stirncakra oder Drittes Auge	Geist
5.	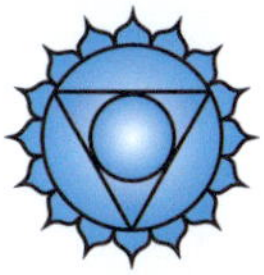	*visuddha*	Hals- oder Kehlcakra	Äther
4.	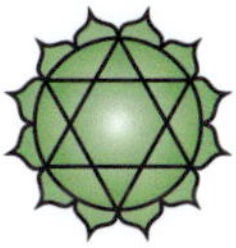	*anahata*	Herzcakra	Wind
3.	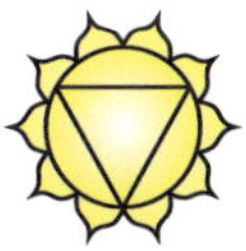	*manipura*	Nabel- oder Solarplexuscakra	Feuer
2.	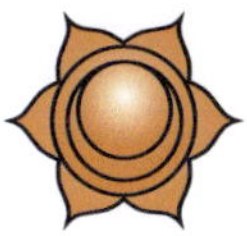	*svadhisthana*	Sakral- oder Sexualcakra	Wasser
1.	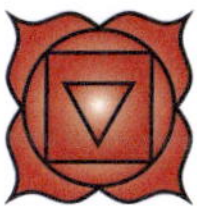	*muladhara*	Wurzel- oder Basiscakra	Erde

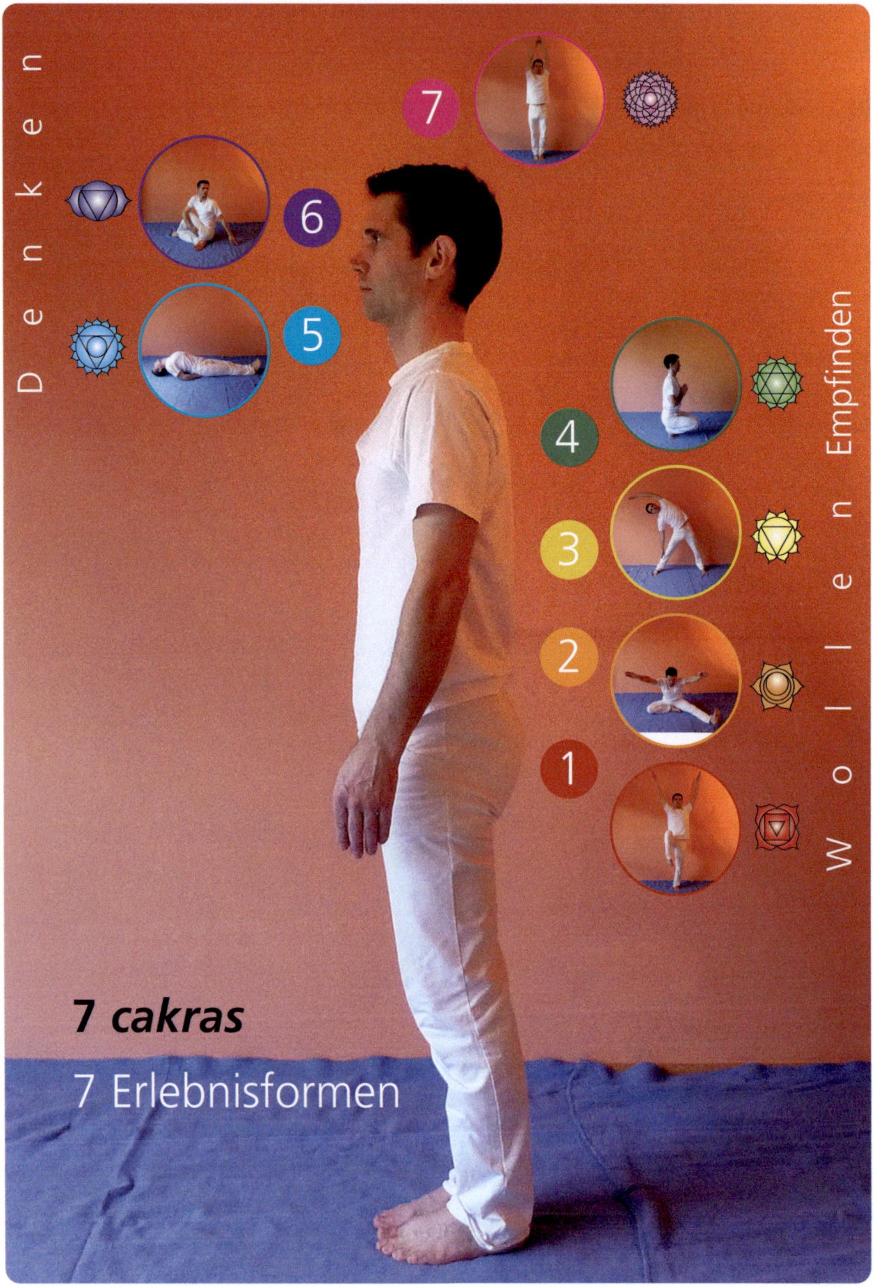
Denken
7
6
5
4
3
2
1
Wollen
Empfinden
7 cakras
7 Erlebnisformen

Cakras sind nach wörtlicher Übersetzung aus dem Sanskrit als Räder oder Kreise zu verstehen. Sie werden gemäß traditioneller Auffassung von feinstofflicher Kraft durchströmt, zentrieren, transformieren und verteilen Energie. Die unterschiedlichen Funktionen, energetischen und psychischen Wirkungen der cakras werden zum Beispiel durch verschiedene Symbole und Farben gekennzeichnet.

Laut altindischer Tantra-Philosophie können sie beim Yoga durch das Aufsteigen von Kraft, der Kundalini-Kraft, in der Reihenfolge von unten nach oben aktiviert werden. Die Energiezentren werden zwar entlang der Wirbelsäule am physischen Körper lokalisiert, tatsächlich bilden sie aber eine Brücke zwischen dem Körper und der Seele. In diesem Sinne werden in der gegenüberliegenden Grafik die in bläulich-violetten Farbtönen umschreibbaren cakras den seelischen Kräften des Denkens, das verbindende Grüne dem Empfinden und die rötlich-gelb wirkenden cakras dem Wollen zugeordnet.

In der in diesem Buch beschriebenen Herangehensweise mit neuen Yoga-Empfindungen werden seelische Kräfte und cakras, die von oberen gedanklichen Aktivitäten und neu geformten Willenskräften zugleich ausgehen und in der Mitte, in einem kosmischen fühlen, ansetzen, weiter entwickelt. So kann man zum Beispiel einen Yoga-Übungsreihe mit Übungen und Bewusstseinsanregungen zum 4. cakra beginnen und kann zu sich weitenden Kreisen zuerst zum 3. und 5. cakra übergehen, dann zu mit Übungen zum 2. und 6. cakra und beim 1. und 7. Zentrum enden. Das nebenstehende Bild gibt dafür einen Orientierungshilfe.

Zentral sind die verschiedenen Erlebnisformen, die die Haltungen begleiten und den Bewegungen und Empfindungen kosmischen Charakter verleihen. Ein reiches Repertoire von Empfindungen, die kosmischen Charakter gewinnen, kann auch die soziale Beziehungen durchdringen und das irdische Leben wieder in höhere Zusammenhang eingliedern.

Zudem gibt es begründete Unterschiede zwischen der neuen und der klassischen Sichtweise bezüglich der sogenannten Elemente, der Zuordnung von Farben und Symbolen und der Umgangsweise mit ihnen.

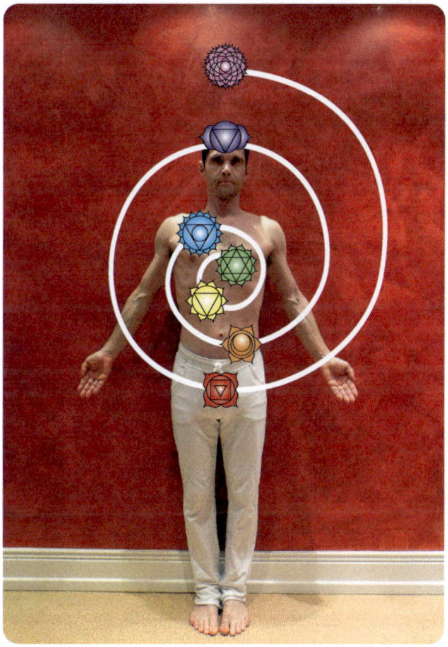

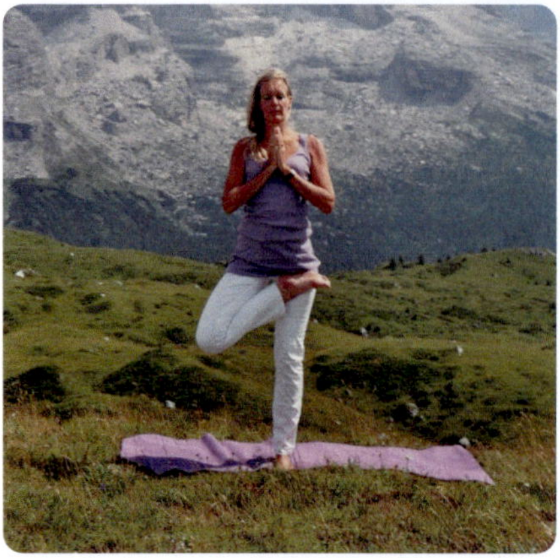

Die Yogaübung des Baumes (tadasana) zeigt ein Idealbild für ein gesundes, im Herzen verankertes Empfinden des Ichs. Der Baum, bei dem die Brustwirbelsäule zart aufwärts strebt, spricht das vierte cakra an und symbolisiert die fortwährende friedvolle Vereinigung der oberen mit den unteren drei cakras. Das Gleichgewicht in dieser Haltung und im Leben stabilisiert sich durch Erleben des körperlichen Balanciervermögens und der ungreifbaren geistigen Dimension zugleich.

Mit der Herzregion hängt das Ausbalancieren weiterer Gegensätze zusammen: Entspannung und Anspannung im Rhythmus des Herzens, Einatmen und Ausatmen, Öffnen und Zurückziehen gegenüber der Umgebung im Rhythmus der Lunge. Derartige Rhythmen gestalten auch die seelischen Beziehungen und die Bewegungen der Brustwirbelsäule. Deren Beweglichkeit lässt sich durch einen fein austarierten Wechsel von Lösen und zentriertem Formen steigern und erweckt freudige Empfindungen. Freude, Offenheit und Beweglichkeit im Fühlen spiegeln sich wiederum in der Beweglichkeit der gesamten mittleren Körperregion. Eine sensibel sprießende Kraft in der Brustwirbelsäule geht mit einem lebendigen empathischen Gefühlsleben einher.[75] Lebensbejahung und Heiterkeit, Ausgeglichenheit, innerer Frieden, Toleranz und Harmonie und vor allem das Mitgefühl – unabhängig von persönlichen Vor- oder Nachteilen – lassen sich empfinden, wenn die Brustwirbelsäule beweglich ist und die Herzregion gefördert wird.

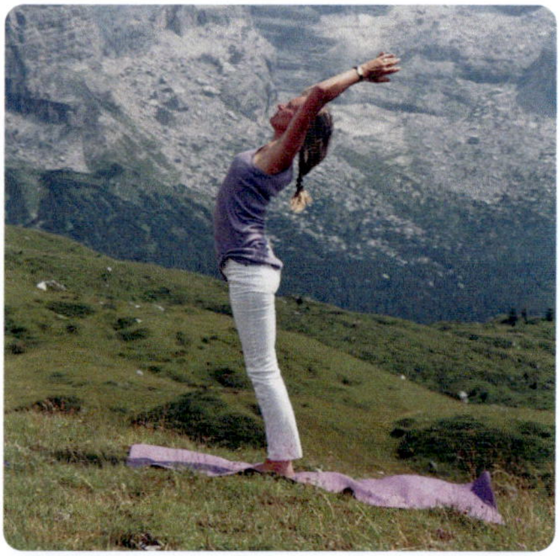

Ein Beispiel für die aufstrebende Bewegung der Brustwirbelsäule in einer rückwärtsbeugenden Yogaübung ist der stehende Halbmond (candrasana). Von der Mitte des Rückens aus wird die Bewegung nach oben hin unter Einbeziehung der Weite des Raumes dynamisch angesetzt. Gleichzeitig wird die Wirbelsäule vom Nacken ausgehend entspannt. Ein Gefühl von Empfänglichkeit wird geschaffen.

75 vgl. H. Grill: Die Gesunderhaltung des Brustorganismus, S. 74

Anschließend einige Übungsbeispiele zum dritten *cakra*, die ein Abbild für freien und toleranten Willenseinsatz, für die schon Drei-Gliederung in der Seele und für ein bewusstes Erleben der drei Dimensionen des Raumes geben.

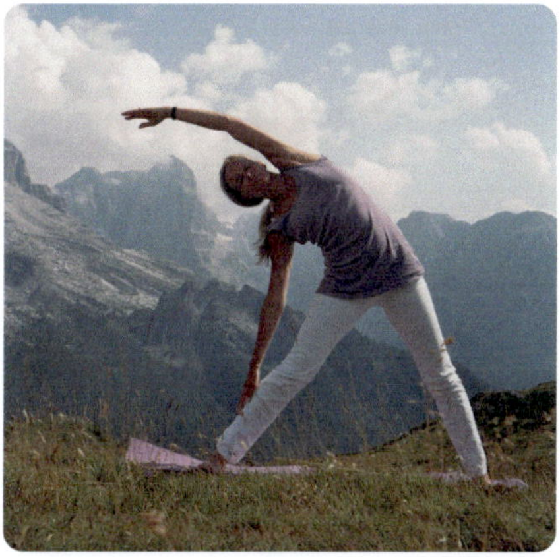

Trikonasana, das Dreieck im Stehen, hat seinen aktiven Bewegungsansatz in der Mitte der Wirbelsäule. Die von dort aus aufgebaute Dynamik lässt den oberen, entspannt hinausgetragenen Pol deutlich vom stabilen unteren Pol unterscheiden.

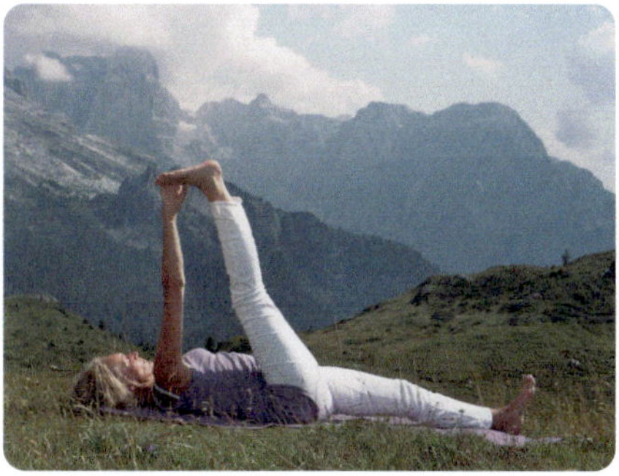

Beim liegenden Dreieck wird die Aufmerksamkeit stärker auf die Lendenwirbelsäule gelenkt. Auf dem Rücken liegend fühlt sich die Dreieckshaltung stabil und aktiv zugleich an und lässt sich auch längere Zeit halten.

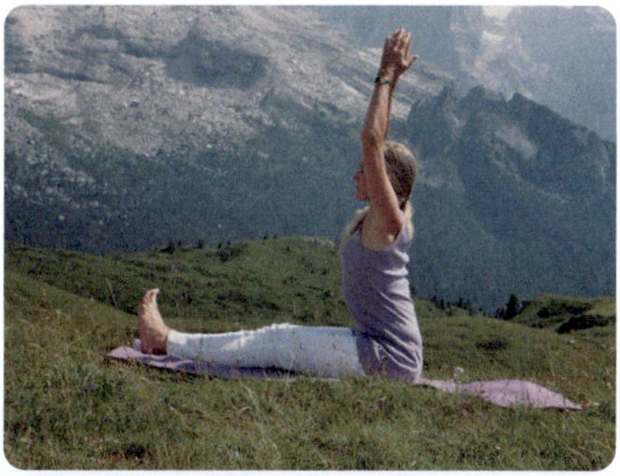

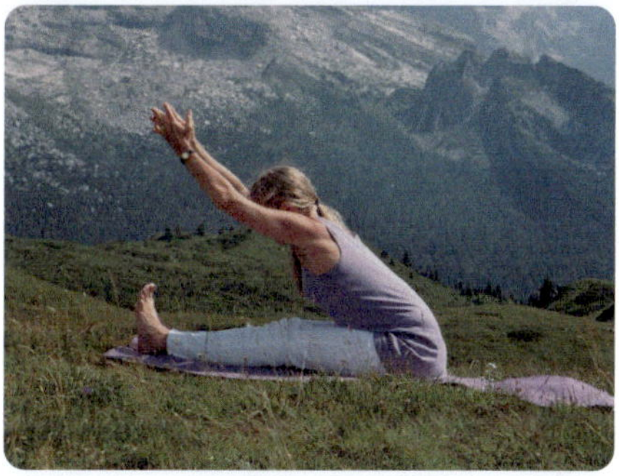

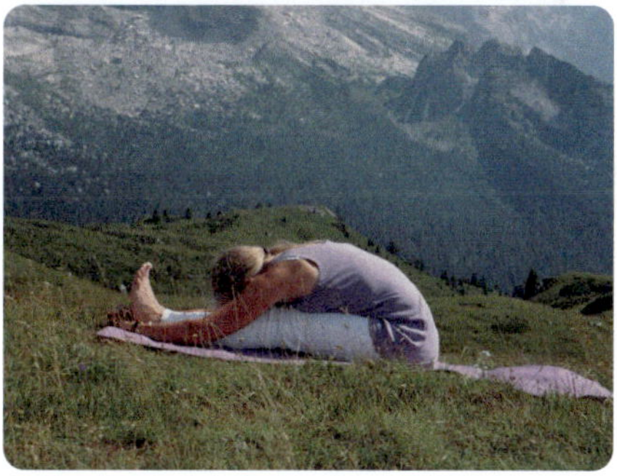

In der vorwärtsbeugenden Übung der Kopf-Knie-Stellung (pascimottanasana) wird Ausdauer benötigt. Der Wille wird

hier so gelenkt, dass ein Überschreiten der persönlichen Möglichkeiten und Grenzen erfolgt. Man begibt sich weit in eine geschlossene Form hinein. Das seelische Bild der Übung hängt mit dem bewusst gestalteten und spannungsreichen, aktiven In-Beziehung-Treten zusammen.

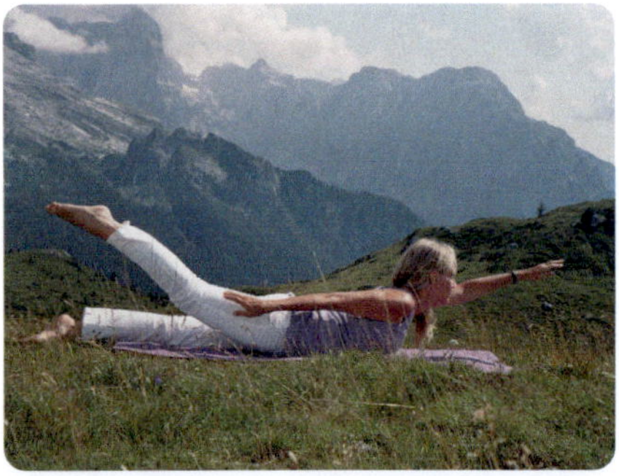

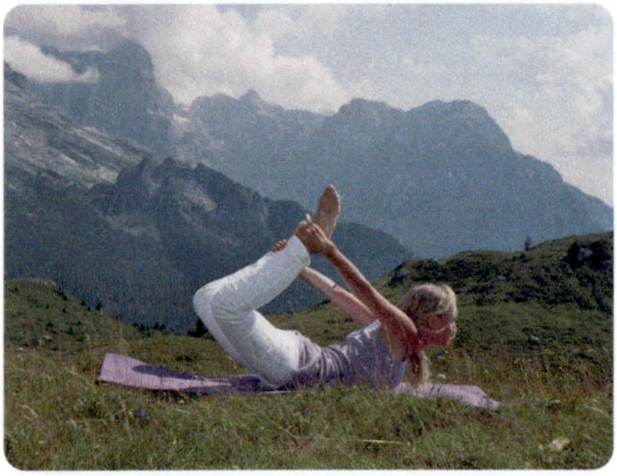

Der Bogen (dhanurasana) ist ein Ausdruck für Zielstrebigkeit im Willen. Die Aktivität ist nicht egozentrisch, sondern gut auf die Umgebung, im übertragenen Sinn auf die Mitmenschen, abgestimmt.

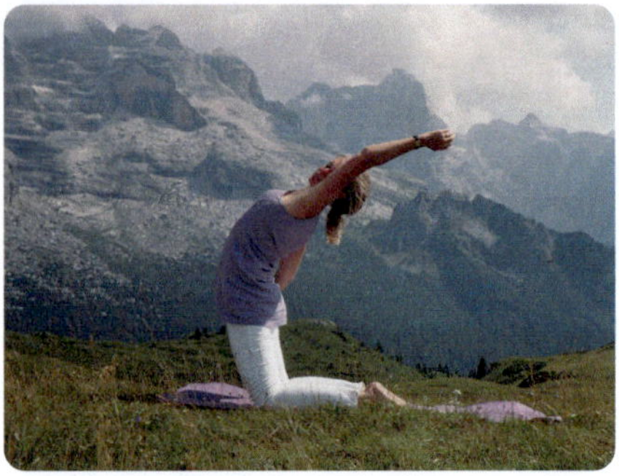

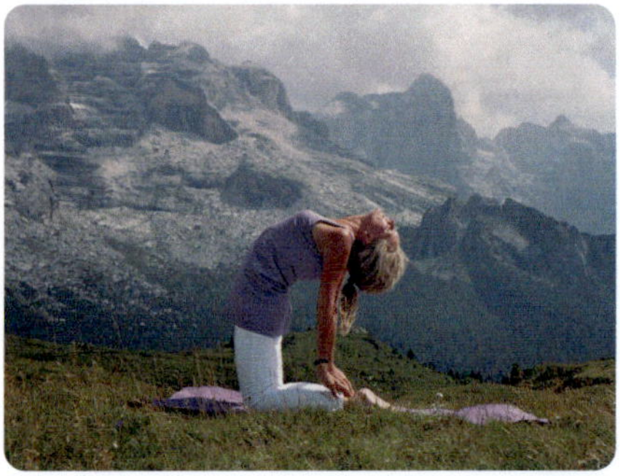

Das Kamel (ustasana) ist eine klassische Rückwärtsbeuge, die auf der Basis eines konzentriert-geordneten Innenlebens einen weiten Bewegungsradius nach außen hin verdeutlicht. Während der eigene Körper geschmeidiger wird und sogar etwas zurückweicht, gibt man der Außenwelt seelisch mehr Raum. Das Kamel ist ein Bild für das bewusste Ertragen-Können. Mit wachsender Weisheit steigt diese Fähigkeit des bewussten Tragens und Ertragens von dem, was man in der Begegnung mit der Außenwelt erlebt.

Bei Bewegungen, die dem zweiten *cakra* zugeordnet werden, geht es um die fließende Koordination aller Körperteile, so auch zwischen Ober- und Unterkörper.

Entscheidenden Halt gibt die Sammlung und Verinnerlichung von Kraft an der Lendenwirbelsäule und in der Bauchregion.

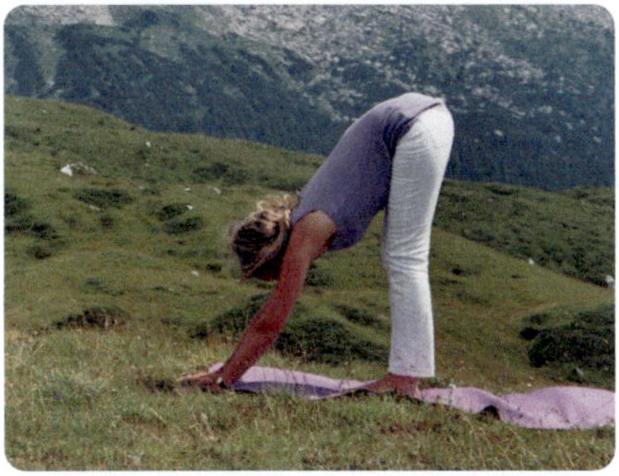

Die stehende Kopf-Knie-Stellung (uttanasana) zeigt, wie die Brustwirbelsäule ausgleitet und von einer zusammenziehenden Aktivität an der unteren Wirbelsäule getragen wird. Die Stellung ist mit einem Gefühl des Aus-Sich-Herauskommens, des Herauskommens aus inneren Einschnürungen, verbunden. Wenn man an diese Möglichkeit schon im Voraus denkt, bahnt sich bei der Ausführung ein befreites Erleben wie von sich selbst an.

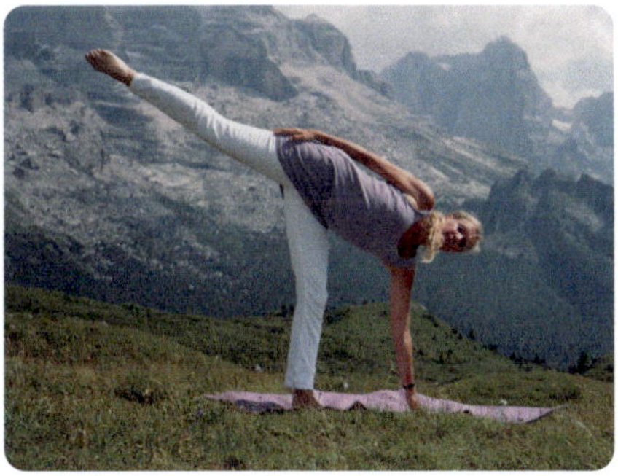

Auch beim Flankendreieck (parsva trikonasana) bringt man eine fließende freie Bewegung in einer neuen Standposition hervor und erlebt ruhige Stabilität bei gleichzeitiger Ausdehnung. Der Krafteinsatz im Unterkörper prägt die Form.

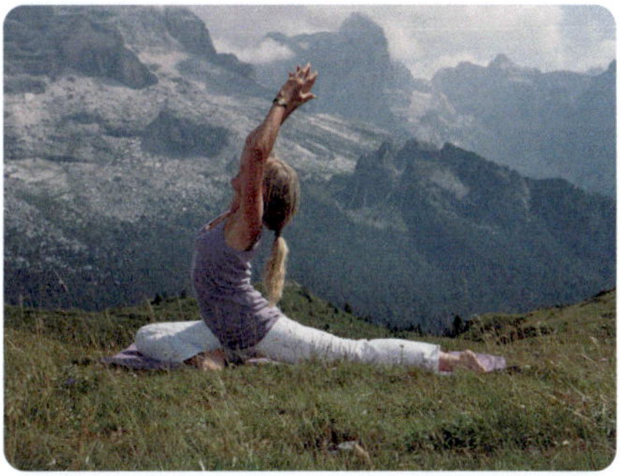

Beim Sitz der Taube (kapothasana) vertraut man den Unterkörper der Erde, der Horizontalen an, wohingegen der Oberkörper in die Aufrichtung, in die Vertikale strebt. Hier wird ein Kreuz ausgeformt, das die Dimensionen der Materie und des Geistes durch eigene seelische Aktivität verbindet.

Die beiden folgenden *asanas* mit den Namen Feuer des Längswerdens *(dirgasana)* und Pferd *(vatayanasana)* betonen die vertikale vom Himmel zur Erde führende Linie im Raum, welche der Wirkungsrichtung vom feurig bewegten Gedanken zum Festen, zur Erde hin, und damit dem Thema des siebten *cakras* entspricht.

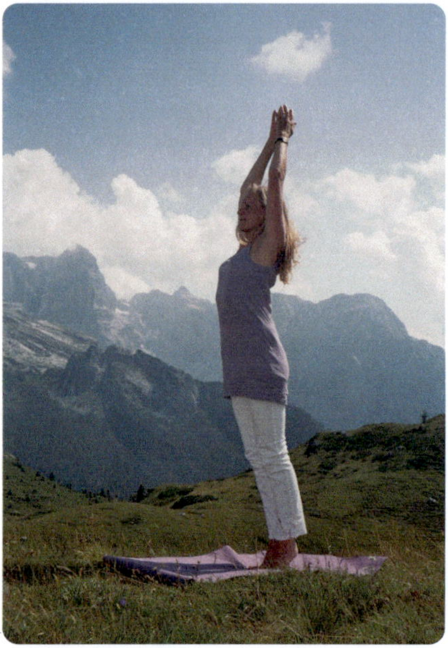

Dirgasana zeigt das Schmal- und Lang-Werden des Körpers innerhalb der vertikalen Linie, eine Betonung und ein Streben in die obere Richtung, dabei mit den Zehen am Boden Kontakt haltend. Ein Gefühl von körperlichem und seelischem Leichterwerden begleitet die Übung.

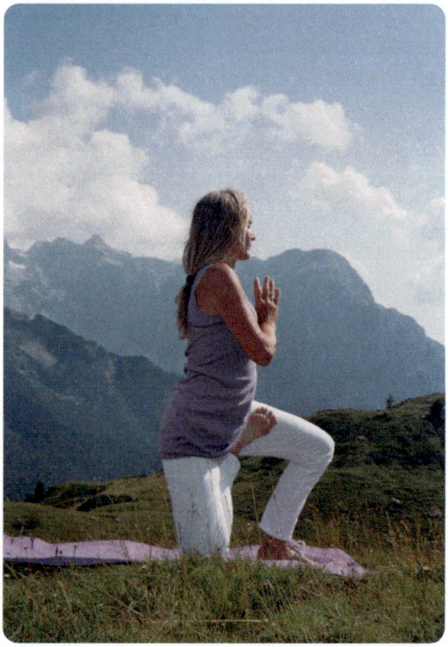

Beim Pferd wird die normal stehende Position verlassen, um ein der Erde näheres aber doch sensibleres neues Gleichgewicht zu gestalten. Der Bewusstseinsraum um den Körper wird offener und größer als im Stehen erlebt. Das Pferd kann ein lebensnahes, seelisch-warmes Streben nach der größtmöglichen Freiheit im Gedanken versinnbildlichen.

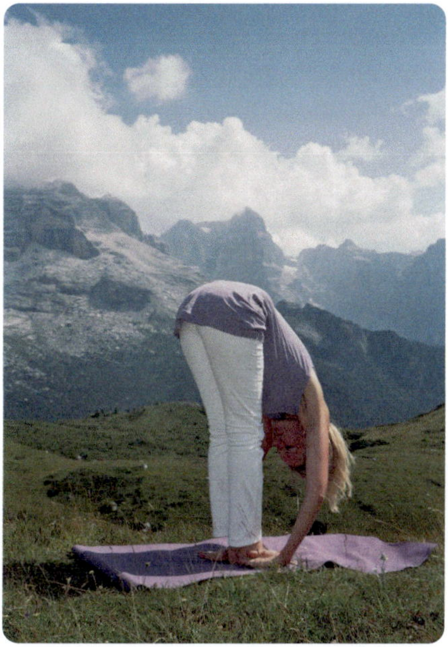

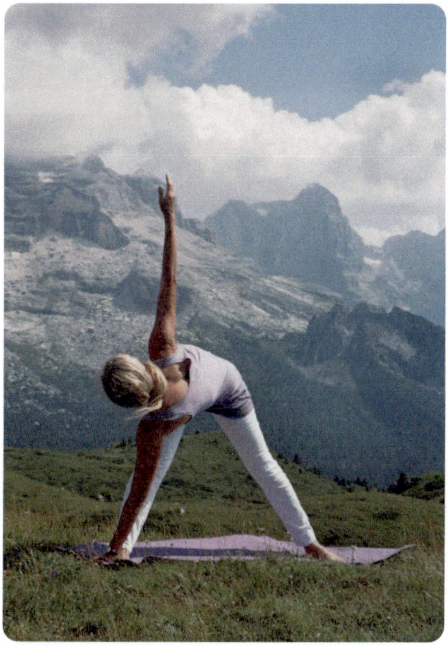

Bhumi, die Erde, ist eine Yogaübung, die innerhalb der vertikalen Linie den untersten Pol der Wirbelsäule, das Steißbein, und damit die Verbindung zur Schwerkraft betont. Spannungen im Oberkörper werden vom Steißbein aus völlig losgelassen: Kopf, Arme, Brustkorb werden der Schwerkraft hingegeben, während das Bewusstsein beobachtend, fühlend und formend aktiv bleibt. Daraufhin können neue Kräfte zum ersten cakra einströmen. Im Anschluss lässt sich der Oberkörper leicht und schwungvoll nach oben führen. Es steht ein gelösteres Willenspotential zur Verfügung.

Bei der Haltung des gedrehten Dreiecks (parivrtta trikonasana) kommt die Verbindung zwischen oben und unten, zwischen Himmel und Erde, gedanklicher Weisheit und weltlicher Handlung vor allem durch die Arme und deren gelöste Spannweite zum Ausdruck. Beide Pole werden durch die Gestaltung der Drehbewegung aus der dynamischen Mitte der Wirbelsäule harmonisch vereint.

VI. Methodisches Vorgehen in Beziehungen

Spirituelle Empathie-Entwicklung als soziale Kunst

In Zusammenfassung des Bisherigen ergibt sich für die Empathie-Entwicklung folgendes Bild: Im spirituellen Sinne wird Empathie nicht über das Unbewusste erreicht und setzt auch nicht voraus, dass man sich zuerst in die eigenen Stimmungen oder die anderer Menschen hineinversetzt. Unbewusstes, die Vergangenheit und die bisherigen Gewohnheiten des Wahrnehmens, Fühlens und Interpretierens werden idealer Weise von jedem Menschen bewusst erlebt und können ganz in Ruhe gelassen und sogar neu strukturiert werden. Einfühlung wird relativ unabhängig von Bindungen an Körper oder subjektive Eindrücke und Erlebnisse aktiv und aus objektiver Perspektive entwickelt. Empathie wird als ein Weg des Miteinander-Lernens gestaltet, der im Bewusstsein ansetzt. Beginnend mit Gedankenbildung über Sinneswahrnehmungen wirkt er bis hinein ins Unbewusste objektivierend, den Willen und in die körperliche Welt kräftigend und neue Empfindungen formend.

In täglichen Begegnungen entwickeln sich ganz neue Eindrücke und Erfahrungen, wenn das Ich – wie bei den Grundübungen der gegenständlichen Konzentration und Meditation – forschend an Gedankeninhalten und forschend an Menschen und anderen Objekten zugleich eingesetzt wird. Durch Offenheit und wahres Interesse füreinander und durch innere und äußere Zentrierung auf gemeinsame Themen entstehen intensivere seelische Verbindungen. Gelingt es, auf einen zentralen Gedanken oder auf ein gemeinsames Gesprächsthema genauso aktiv zuzugehen wie auf andere Menschen, kommt es zu einem gesteigerten wechselseitigen Ich-Aufbau. Wachsende Echtheit, Verantwortung und vor allem zunehmende innere Wärme, Sozial- und Liebesfähigkeit – kurzgefasst die Empathie – zeigen die Kräfte des Ich-Wachstums an. Im Zwischenmenschlichen kommen sie direkt zu Einsatz, Ausdruck und Steigerung. Die spirituell entwickelte Empathie zeigt wie ein Gradmesser die Mängel oder Fortschritte der persönlichen geistigen Individuation an. Sie bahnt der Zukunft und auch den gemeinschaftlichen Entwicklungsprozessen den Weg. Harmonische, unterstützende Beziehungen vertiefen wiederum die Ruhe, Ordnung und Kraft und bilden damit eine bessere Basis für tiefere meditative Erkenntnisse. Substanz-Erkraftungen können in geistiger, astraler, ätherischer und physischer Dimension erfolgen, wie in einigen vorhergehenden Kapiteln erklärt.

Unmittelbare Teilhabe, uneingeschränktes Mitleiden sowie ein Mitschwingen *„im gleichen Gedanken, im gleichen Wesen und Schicksal"*, so umschreibt H. Grill, wie schon eingangs zitiert, das Ideal der Empathie. Alle drei Regionen der Seele, die gedankliche, die fühlende und die Handlungsebene sind in diesem Zitat angesprochen. Gemeinsame gedankliche Zentrierung, das Teilhaben im gleichen Gedanken und das unmittelbare Anknüpfen an die bewegten Inhalte bilden in einem Gespräch den Mittelpunkt des gegenständlichen Konzentrationsprozesses. Die konzentrierte seelische Aktivität fördert das bewusste Zugehen auf andere Menschen und deren Anschauungen, Gefühle und Handlungen. Sie vertieft das Mitgefühl, das Mitschwingen in einem neu entdeckten oder einem neu geschaffenen überpersönlichen Wesen bis hin zu einem möglichen Miteinander-Leiden. Neue Empfindungen, die im Zusammenklang von Gedanken und Begegnungen aufkommen, können von Jedem als tief und wahr erfahren werden, wie aus einem inneren, gemeinsamen Wesensurgrund der einzelnen Seelen entspringend. Das Mitschwingen in gemeinsam geschaffenen seelischen Wesen legt ein stabileres Fundament an für objektive und länger andauerndere zwischenmenschliche Verbindungen als ein Schwelgen in vorübergehenden, oberflächlichen, ähnlichen Stimmungen oder das gemeinsame Hineintauchen in das Unbewusste.

Derart empathische Verbindungen haben weder mit Anpassung, Nachahmung oder symbiotischer Verschmelzung und Vereinnahmung noch mit gegenteiliger Abgrenzung oder Vernachlässigung zu tun. Im Geistigen wurzelnde Empathie lässt sich entwickeln, obwohl oder gerade weil es trotz gemeinsam bewegter Inhalte ja noch genügend Unterschiede im persönlichen Herangehen an die Themen gibt. Bewusstheit in der Verschiedenheit zwischen Ich und Du spornt geradezu die objektivere Bezugnahme und auch die Fähigkeit an, bewusster am Leben des Anderen teilnehmen zu können. Einen anderen Menschen in seiner Persönlichkeit, in seiner Einzigartigkeit vielschichtig wahrzunehmen, hängt mit der grundsätzlichen Bereitschaft zur Freude an anderen Menschen und zu deren Unterstützung zusammen. Hält man die wahrgenommenen Unterschiede bewusst und gerne aus, dann kann man sie als anregend für Lern- und Wachstumsprozesse anerkennen.

Sich bis hin zum Handeln frei entschieden aufeinander abzustimmen oder einzulassen, schafft gemeinsames aktuelles und zukünftiges Schicksal. Dementsprechend ist auch das bewusste Teilen des Schicksals eine Form der Empathie. Hier geht es nicht nur um das unmittelbare Teilnehmen am persönlichen Schicksal, das durch vergangene fördernde oder hemmende Erlebnisse bedingt ist, sondern um das Teilnehmen an dem allgemein gegenwärtigen Schicksal, das durch die Bedingungen des sogenannten Zeitgeistes für jeden Zeitgenossen in ähnlicher Weise besteht. Außerdem kann sich die Anteilnahme mit Weisheit vorausschauend, ohne Vorurteile oder Wertungen auch auf das zukünftige persönliche und überpersönliche Schicksal beziehen. Dabei geht es also nicht um isolierte Selbstverwirklichung, wie sie früher im Yoga gesucht wurde, sondern um eine grundsätzliche Förderung der Entwicklung des Ich als Substanz, als geistige Ebene letztlich in allen Menschen. Diese Wirkung reicht über das irdische derzeit sichtbare Schicksal hinaus bis in weitere Leben hinein.

Beim Erleben eines Menschen braucht man also nicht – wie es dem derzeitigen offiziellen Verständnis von Empathie entspricht – beim Einfühlen in dessen Vergangenheit oder Gegenwart stehen zu bleiben. Anstatt zu fragen: „Aus welchen

Verhältnissen kommt derjenige, oder was erlebt er gerade und warum?" ist es für die zukünftige Entwicklung, Unterstützung und Begleitung des Anderen sehr entscheidend, zu fragen: „Wo will der andere Mensch seelisch hin, was ist sein Ziel, wie kann ich ihn dabei unterstützen?" Auch die Fragen: „Wo steuern die Beziehungen hin, wo steuert die Kultur hin, und welche Aufgaben gibt es hier für mich und andere Menschen zu bewältigen?" können zusätzlich eine Schicksal mitgestaltende Rolle spielen.

Überwindung von Sympathie und Antipathie

Empathie als Ich-Kraft kann in der alltäglichen Kommunikation sowohl Sympathie als auch Antipathie überwinden, die als grundlegende Gegensätze im Astralleib wurzeln. Das Substantiv Pathos – von *pátheia* abgeleitet – wird üblicherweise als *„Leiden"* oder auch *„Leidenschaft"* übersetzt. Im ursprünglichen griechischen Wortsinn heißt es *„Gemütsbewegung, Seelenstimmung"*. Davon abgeleitet benennt das Wort Empathie im Ursprungssinn eine Seelenstimmung, mit der man in fühlender Bewegung tiefer in eine Gegebenheit hinein findet.

Sympathie bedeutet wörtlich übersetzt eine zusammenführende, verbindende Seelenstimmung. Im Alltag wird mit Sympathie jedoch meist eine Art *„Mitleiden"* aufgrund von persönlicher Zuneigung oder eine rein gefühlsmäßige Übereinstimmung bezeichnet. *„Der F., der ist ein ganz sympathischer Kerl"* heißt oft so viel wie *„Ich bin ganz auf seiner Seite"*. Wird Empathie als Synonym für Sympathie benutzt, ist sein Bedeutungssinn verfälscht und vermehrt Polarisierungen.

Genauso wird das Wort Antipathie für eine klare Abneigung, eine ablehnende Haltung – im Extremfall für Verweigerung von Mitgefühl – benutzt. Anknüpfend an den ursprünglichen Wortsinn müsste Antipathie allerdings als eine innere Haltung verstanden werden, mit der man eine Gemütsbewegung der eigenen Seele verweigert, oder mit der man bewusst die Seelenstimmung beim Anderen ablehnt. Wenn jemand trotz vielfacher Versuche zum wiederholten Male eine gemeinsame Verabredung scheinbar vergisst und dafür Ausreden erfindet, können dessen Verhalten und dessen rechtfertigende Worte antipathische Regungen in der eigenen Seele erzeugen. Man verweigert dadurch weitere Verwicklungen, ein weiteres Hineinfühlen in den Anderen und in seine bequemen Ausreden. Diese antipathische Reaktion kann dazu anstacheln, eine weiterführende Entwicklungslösung zu suchen, welche die Schwierigkeiten überwinden hilft.

Antipathie ist eine ganz normale Reaktion des Astralleibes, die genau dann nützlich ist, wenn man es mit Hässlichem, Ungerechtem, Unedlem (wie z.B. Lüge, Zerstörung), Törichtem, Gewalttätigem, Gemeinem, Manipulierendem, Suggestivem und Rechthaberischen zu tun hat. Auch Verlangen und Erwartungshaltungen, dass man beispielsweise von Anderen unbedingt besondere Zuneigung oder Mitgefühl bekommen möchte, strahlen antipathisch aus. Die antipathische Reaktion kann sich bis zu einer Art innerem Zorn steigern und dabei die Ich-Aktivität des Zornigen richtiggehend beflügeln. Antipathie dient im Idealfall der

Abgrenzung von Fremdem und der heilsamen Überwindung von Untugenden.[76]

Ebenso entwicklungsfördernd ist es, wenn man Sympathie oder intensive Freude gegenüber wahren, schönen, harmonischen, ästhetischen, guten, liebevollen Gedanken, Worten, Ereignissen oder Taten und Menschen fühlt. Dieser Vorgang wurde schon beim Kosmischen Gebet ausgeführt. Der mit spirituellem Inhalt gefüllte Konzentrations- und Meditationsprozess hilft, die gesunden Stimmungen des Astralleibes bei sich selbst zu erkennen, zu intensivieren und für die Veredlung des eigenen und fremden Charakters (griechisch „Prägung" der Persönlichkeit) einzusetzen. Die Charakterentwicklung ist zum einen eine Grundlage und zum anderen ein Ergebnis von Konzentration und Meditation und bildet die Basis für Empathie: *„Der gute Charakter ist die Summe der inneren Seelenkraft, andere Menschen im Herzen aufzunehmen, sie zu verstehen, sie in ihrer wahren Wesensgestalt zu erfühlen, und die Fähigkeit, an andere zu denken. ... Der gute Charakter fühlt sich deshalb leicht und sympathisch an"*.[77]

Empathie greift von der Warte des Ich aus denkend und mit neuen Werten ordnend in die ständig wechselnden Gegensätze der Anti- und Sympathie ein. Empathie gleicht die astralen Pole aus und dringt objektiver und tiefer in die Situationen, Sachverhalte und geistigen Tatsachen ein. Empathisches Denken, Fühlen und Handeln steht nicht einfach neutralisierend zwischen den Gegensätzen auf gleichem Niveau, sondern überwindet, verbindet und überragt diese Pole regelrecht. Man kann einen Menschen verstehen und fördern lernen, obwohl man diesen – vielleicht zuerst auch nur spontan – unsympathisch findet. Wendet man sich nicht einfach ab, sondern entwickelt ein von Abwehr oder Antipathie freies Interesse an diesem Menschen, so trägt man zu einer Befreiung von eigenen emotionalen Bindungen und Harmoniebedürfnissen bei, die auch den Anderen zu Gute kommt. Übt man sich in einer konkreten Beobachtung und wird man sich darüber klar, worauf die Abneigung basiert, dann kann man sich eher darüber bewusst werden, welche Fähigkeiten der antipathische Mensch eigentlich hat und welche er noch zusätzlich ausprägen könnte. Man kann sich ganz konkret vorstellen, wie beim Gegenüber ein nächstes Entwicklungsziel aussehen könnte. Ein erster Schritt ist es, mit dem Menschen, gegen den man eine Abneigung hat, ein Gespräch zu beginnen, indem man nach einem Inhalt sucht, der Beide interessiert. Neues Interesse und geduldiger Einsatz können die Stimmung der Antipathie zurücktreten lassen und den Sinn für die objektive Realität schärfen. *„Empathie darf nicht ... im Sinne einer Gefühlsansteckung oder nur im Sinne dessen verstanden werden, dass man seinen eigenen Gefühlen einen Ausdruck gibt"*, sondern dieses Wort bedeutet in einer anspruchsvollen Definition, *„dass man sich auf das Thema eines anderen oder auf eine andere Wirklichkeit einstellen kann und diese im objektiven gedanklichen Realitätssinn erlebt"*.

76 vgl. R. Steiner: Die Mission des Zornes
77 H. Grill: Yoga und Christentum, S. 93

Wie ebenfalls schon in der Einleitung zitiert, ist zudem die Fähigkeit gefragt, zwischen persönlichen und übergeordneten Bedürfnissen im Leben zu unterscheiden und die *„die persönliche Bedürfnisebene im geordneten und rechten Sinn zu übersteigen und ihr nicht einen übermäßigen gewichtigen und emotional gebundenen Ausdruck zu verleihen"*. Weiter heißt es, dass es zum Ätheraufbau beiträgt, wenn die Empathie durch ein Thema erkraftet und zwar *„frei von den zunächst rein emotional gebundenen Bedürfnissen"*.[78]

Freiheitsfördernde Gesprächsthemen, in denen man neue, auch spirituelle Ideen bewegt, gibt es zur Genüge. Wenn man sich zum Beispiel mit neuen Formgestaltungen beim Renovieren und mit Idealen zur Raumgestaltung – wie denen der Empfindungsanregung durch Formen – beschäftigt, und wenn man darüber spricht, wie eine Dreiecksform im Vergleich zu einem Viereck oder zu einer Kugel in dem betroffenen Raum auf die Betrachter wirkt, entsteht eine Gesprächsatmosphäre, die die persönlichen Bedürfnisse nach geborgenem Wohnen nicht negiert, die sich aber auch nicht von diesen bestimmen lässt. Nicht ein persönliches Bedürfnis nach gewohnten viereckigen Formen, und auch nicht eine subjektive Meinung dazu (*„gefällt mir super", „gefällt mir gar nicht"*) stehen im Mittelpunkt des Miteinanders, sondern objektivere Kriterien, auf die Planer, Bauleute, Bewohner und Besucher mit ihren Wahrnehmungen, Beschreibungen und Erlebnissen neu und gemeinsam zugehen können.

Heinz Grill beschreibt die Auswirkungen von thematischen Interessen bis ins Nachtodliche hinein: *„Es gibt Menschen im Leben, die ein inneres Bewusstsein für die Vorgänge in der Weltenschöpfung besitzen und in der Kraft ihrer Persön-lichkeit sich so hinein in das Leben stellen, dass sie dem Leben fortwährend Inhalte und konkrete Aufgaben geben. Ihr inneres Erleben, ihre innere Sonnenkraft im Herzen und ihre höhere seelische Empfindsamkeit sind lebendig und führen zu einem angenehmen Bewusstsein der Gegenseitigkeit, des Mitgefühls und der persönlichen Achtung. Wer dem Leben eigenständig durch seine produktive Auseinandersetzung Inhalte geben kann, ist bereits im Leben eine mikrokosmische Sonne. Nachdem er aber seinen Körper abgelegt hat, ist er fortwährend eine wärmende Sonne für die Mitmenschen."*[79]

Empathie wirkt in diesem Sinne nicht nur auf das momentane irdische Beziehungsfeld. Die makrokosmische und nachtodliche Dimension zu berücksichtigen oder sogar als letztendlichen Zielpunkt der Empathie-Entwicklung anzusetzen, stellt ein sehr hohes Ideal dar. Eine wärmende Sonne für die Mitmenschen zu werden und die Mitmenschen darin zu fördern sonnenhaft zu werden, sogar über den Tod des eigenen Körpers hinaus, ist die weitreichendste und langfristigste Vorstellung im Zusammenhang mit der Empathie. Je bewusster diese Vorstellung bewegt wird, umso mehr reifen der Entschluss, die Fähigkeit und die Kraft zur Empathie im täglichen Miteinander. Empathie drückt sich in einem warmen,

78 H. Grill: Die Signaturen der Planeten, S. 165
79 Grill: Seelsorge, S. 45

nahen und verbindenden Gemüt aus und stärkt die sonnig fühlende Mitte jedes Menschen. Wie eine soziale Kunst verhilft Empathie zur seelischen Zentrierung und Neugestaltung von zwischenmenschlichen Beziehungen.

Methodische Anleitung für die soziale Kunst der Empathie-Entwicklung

Abschließend folgt hier eine methodische Anleitung für einen von geistigen Idealen ausgehenden empathischen Beziehungsprozess. In Phasen schwerer psychischer Erkrankungen, wie zum Beispiel bei starken Ängsten oder Traumatisierungen, wird es hilfreich sein, sich diesen Übungsschritten in therapeutischer Begleitung zu stellen.

Materielle Phase:

- Am Anfang steht eine objektive übersichtliche Innen- und Außenwahrnehmung.
- Übersicht über Gefühle, Gedanken, Handlungsimpulse und Bedürfnisse bei sich selbst und bei der Außenwelt wird hergestellt.
- Man nimmt die aktuelle Gesamtsituation und eventuell die persönlichen Lebenshintergründe wahr.

Seelische Phase:

- Man wählt einen objektiven Gedanken und eine Fragestellung aus und stellt eine klare, ruhige von Gedanken geprägte Subjekt-Objekt-Beziehung in der Wahrnehmung her.
- Differenzierte am Gegenüber und an Gedanken ansetzende Wahrnehmungen, Empfindungen, Erkenntnisse und Handlungen werden vorbereitet.
- Das Unbewusste wird nicht – wie bei psychologischen Empathie-Ansätzen – „hervorgeholt", sondern ganz bewusst in Ruhe gelassen, aktiv losgelassen/besänftigt und von neuen Gedanken aus in die Weiterentwicklung einbezogen. Vom Denken aus gewinnt das Unbewusste neue Inhalte und Strukturierung. Das Lernen erfolgt vom Bewusstsein aus bis ins Unbewusste hinein, sozusagen von oben nach unten.
- Ein ehrliches Interesse für die Außenwelt verankert das eigene Ich besser und freier in der Welt. Interesse lässt zum Beispiel folgende Fragen aufkommen, die man forschend im gesamten Gesprächsverlauf aufrechterhalten kann: „Was fehlt dem anderen Menschen und was kann zu seiner persönlichen Weiterentwicklung und zu einer Weiterentwicklung im umfassenden seelisch-geistigen Zusammenhang beitragen?" Oder auch: „Welche Schwächen sind zu überwinden oder besser in Ruhe zu lassen und welche schon angelegten Eigenschaften, Tugenden, Fähigkeiten sind positiv, können durch Aufmerksamkeit verstärkt werden?" Bewegt man einen entwicklungsfördernden Gedanken mit, dann aktiviert dieser das soziale Interesse immer wieder von neuem.
- Man benötigt auch ein gemeinsames Anliegen. Indem die Gesprächspartner auf ein Thema zugehen und

dieses gemeinsam bewegen, entstehen ein neuer Bezugspunkt und ein neuer Rahmen für die Beziehungen.

- Wird die Aufmerksamkeit auf den anderen Menschen und auf einen Gesprächsinhalt zugleich gelenkt, entsteht auch ein größerer „Zwischen-Raum", ein Raum für Ich-Entfaltung im Miteinander. Jeder kann freier beobachten, wie er selbst und wie der Andere sich auf die Situation, den Gesprächsinhalt und den Gesprächspartner einlässt. Bei der Sache zu bleiben, denkend und fühlend daran und aneinander anzuknüpfen und das Thema aus freiem Willen lebendig aufrecht zu erhalten, das sind die Empathiefördernden Ich-Aktivitäten.
- Gelingt es, dass die Gesprächspartner weniger emotional miteinander kommunizieren oder Meinungsverschiedenheiten diskutieren, sie sich auch nicht ausschließlich auf Wissen, Fähigkeiten, Erfahrungen, Erinnerungen aus der Vergangenheit stützen, sondern sich ganz neu auf einander und auf das Thema zu bewegen, dann sind alle Beteiligten im „Hier und Jetzt" herausgefordert, neue Kräfte zu erschaffen. In relativer Freiheit von Bindungen lassen sich neues Interesse, neue Gedanken, Empfindungen und auch neue Willenskräfte sowie Ätherkräfte beim gemeinsamen Kommunizieren kreieren.

Geistige Phase:

- Bei ausdauernder Konzentration verfeinern sich die Gefühle und vertiefen sich in zwei Richtungen: Zum einen werden in Bezug zum Gedanken und zum anderen auch zum anderen Menschen hin Empfindungen wachsen. Es erwächst eine geistig geschaffene Verbindung in der Mitte der Seelen.
- Einfühlung erfolgt über das Ich und weniger über die Stimmung oder Vergangenheit.
- Empfindungen verhelfen dazu, die körperlich-gebundene und die freie geistige Welt voneinander zu unterscheiden und tiefe Anteilnahme, unmittelbares Mitfühlen sowie das eingangs als Ideal benannte *„Mitschwingen im gleichen Gedanken, im gleichen Wesen und Schicksal"* innerhalb der Beziehungen zu erleben. Wenn man im Laufe eines empathischen Beziehungsprozesses weit aus sich selbst heraus kommt, kann man bewusst lernen, das Ich des anderen Menschen zu entdecken, zu erkennen und in seinem gedanklichen, empfindenden und handelnden Ausdruck zu fördern.
- Die Kunst der Beziehungsgestaltung aus geistiger Perspektive ist es, bewusst Empathie im Denken, Fühlen und Handeln für die Ich-Entwicklung anderer Menschen zu erschaffen.

Geistig erschaffene Empathie ermöglicht Mit-Denken, Mit-Fühlen und Mit-Handeln in der Gegenwart und für die Zukunft zugleich.

Empathie als verbindende Ich-Kraft – eine soziale Kunst

Wie eine neue Dimension eröffnen gedankliche Bewusstseinsinhalte feinere Empfindungen für den Gesprächsinhalt und für die anderen Menschen und Kraft ausstrahlende Verbindungen.

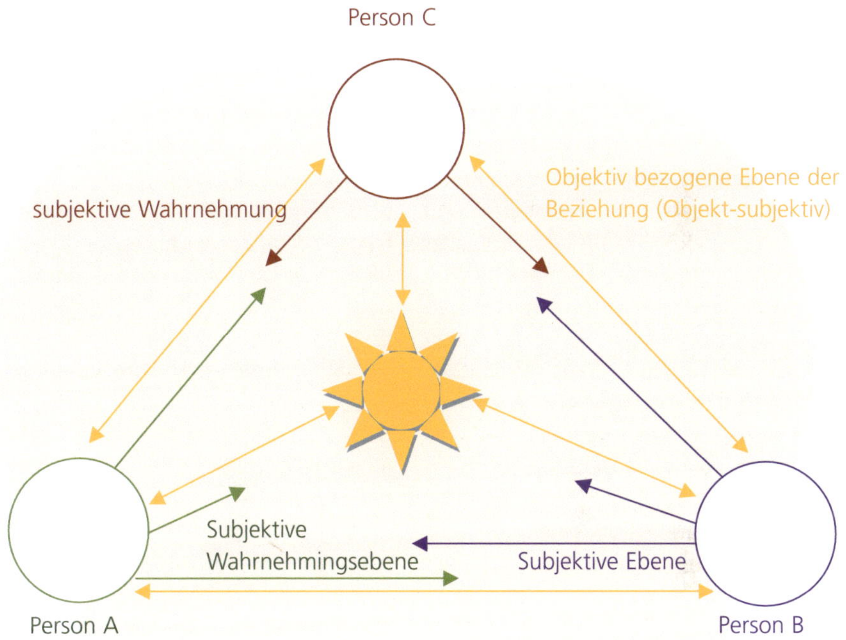

Geistig fundierte Empathie stärkt die Individuen und die Umgebung.

Schlussbemerkung

„Das soll hauptsächlich gelernt werden, nicht tot zu wirken mit dem, was aus der geistigen Welt kommt, sondern unmittelbar lebendig zu wirken mit dem, was aus der geistigen Welt kommt. Lebendige Ideen, lebendige Begriffe, lebendige Anschauungen, lebendige Empfindungen, nicht tote Theorien zu finden, das ist die Aufgabe des Zeitalters".[80]

Wenn zwei Menschen zusammen kommen, dann können sie sich schlimmsten Falls ignorieren, ablehnen, bekämpfen oder auch erst einmal akzeptieren und ertragen, wie sie sind. Besten Falls setzt man sich konstruktiv auseinander, möchte man sich besser kennenlernen und sich dabei wechselseitig in der Entwicklung anregen und aufbauen. Diese seelisch-geistige Aktivität wirkt weit über persönliche Veränderung hinaus. Sie wirkt wie die wärmende Sonne als Liebe im Leben. In diesem Sinne wird Yoga – wenn er sozial angewendet wird – zu einer künstlerischen und liebevollen Aktivität, zu einer Herzens-Kunst der Empathie, oder kurz zu Umwelt-Yoga.

Wenn mehrere Menschen zusammen sinnvolle Entwicklungsziele wie das der geistig geschaffenen Empathie verfolgen, dann kann sich die Wirkung potenzieren. Wenn viele Menschen im täglichen Miteinander immer wieder neu aufeinander zugehen und mit klaren Vorsätzen und Inhalten Fortschritte wollen, dann kann es zur Steigerung von Lebenskräften im nahen und weiten Umfeld aller Beteiligten kommen.

Die zwischenmenschlichen Verhältnisse und das gesamte gesellschaftliche Leben brauchen dieses empathische Zusammenwirken aus meiner Sicht heute besonders dringend. Eine persönliche Lebensführung, die Alltagssituationen mit entwicklungsfördernden Gedanken und Empfindungen bereichert und die unterstützende Worte und Handlungen in Begegnungen äußert, erscheint für die heutige Zeit und auch für die Zukunft Hoffnung erweckend wie eine Gabe und wie ein soziales Heilmittel.

Weniger die Frage, „Was kann ich vom Anderen haben?" als vielmehr die Fragen „Wie kann ich den Anderen fördern, was kann ich geben?" prägen im Zuge spiritueller Praxis idealerweise den Charakter des Einzelnen im Sozialleben. Empathie führt das Miteinander vom Haben-Wollen zum Geben-Lernen. Gebend wird der Mensch, je freier und verantwortungsvoller er im Denken, Fühlen und Handeln wird.

Empathie ist nicht einfach wie ein Sekundenkleber zu verwenden, der Ichlose Menschen schnell und oberflächlich zusammenkittet. Empathie kann als eine soziale Kunstfertigkeit verstanden werden, die Menschen aus immer wieder neu entwickelter umweltbezogener Ich-Kraft verbindet.

80 R. Steiner: Das Initiaten-Bewusstsein, S. 167

Nachwort

Beim Gestalten dieses Buches und dem Nachspüren des Begriffes der Empathie sah ich mich gehalten, Fragen zu stellen, an mich, an mein Gegenüber. Hat Empathie nicht eine über Yoga hinausreichende und -weisende Bedeutung?

Empathie ist für mich ein größerer Begriff als Mitfühlen oder Ergriffensein. Er ist mit „Grund-Beziehung" verknüpft, nach der wir Sehnsucht haben, in die wir eintauchen möchten, die uns erfüllt, durch die wir über uns hinauswachsen. Eine Beziehung, in die wir im größeren Bezugsrahmen eines Zeit-Flusses zurücktreten.

Die erste Frage beinhaltet einen Wechsel von der trivialen, verwertenden Betrachtungsweise zum „empathischen" Verstehen. Sie stellt ein uns möglicherweise gewohntes Selbstverständnis vom Kopf auf die Füße. Anstelle „Was erwarte ich vom Leben" lautet sie: „Was erwartet das Leben von mir?

Weiterhin: Wo ist mein Ankerpunkt im Leben? Habe ich ein Geschenk übersehen, das mir in den Schoß gefallen ist? Habe ich bereits früher Empathie genossen, sie aber nicht bemerkt – wie ein Fisch, der nicht weiß, was Wasser ist, da er kein „Nichtwasser" kennt?

Bin ich Teil eines Kontextes? Gehören mein Empfinden und Denken überhaupt mir? Das sind ungeläufige Fragen, die verschieden verstanden werden können. Wir nehmen die Welt wahr, die wir erwarten.

Wettbewerb oder Empathie? Konkurrenz oder Kooperation? Es ergeben sich aus dieser Entscheidung gegensätzliche Weltsichten, subjektive Wirklichkeiten. Sie geben dem Zusammenleben das entsprechende Gepräge. Nach einiger Zeit entstehen Normen und Verhaltensmuster, die unbewusst kopiert und weitergegeben – und möglicherweise nicht mehr hinterfragt werden; die gekränkte Wesen hervorbringen und sich so selbst replizieren.

Werden wir angehalten, Empathie zu verlernen? Meine Erfahrung ist, dass vordergründiger Erfolg und materieller Wohlstand den Homo oeconomicus in der Illusion bestätigen, dass er unabhängig ist und allein existieren kann; dass sich Mitdenken, Mitfühlen, Teilen (nicht: abgezählten Überschuss abgeben), Vorsorge, Liebe auf Abruf durch „Geld als geronnene Beziehung" ersetzen lassen und dass er frei von Abhängigkeiten und Pflichten gegenüber dem Gemeinwohl, dem ursprünglichen Bezugssystem, ist.

Wo endet Empathie? Bei der Wertschätzung, die ich Menschen oder der Natur oder Geschaffenem entgegenbringe?

Alles scheint mit Allem in Beziehung zu sein – wenn ich bereit bin, wertschätzend, offen und lange genug zu beobachten. Ist *ohne* Empathie (Liebe!) dann nicht Alles nichts?

Ist mir bewusst, welche Aufgabe und Verantwortung ich als „Realitätsbildner" mit meiner Entscheidung zwischen trennendem gegenüber integrierendem Denken und Formulieren habe?

Was bedeutet „Freiheit"? Verstehe ich die Aufforderung darin?

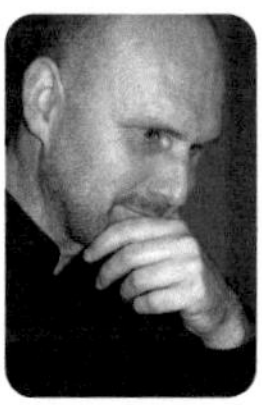

Thomas Leipold
Der Setzer

Glossar

Als **Anthroposophie** (von altgr. *anthropos* ‚Mensch' und *sophia* ‚Weisheit') wird ein von **Dr. Rudolf Steiner** (1861–1925) begründeter Weg wissenschaftlicher Erkenntnisbildung zur Erforschung der geistigen Welt bezeichnet. Ziel ist, dass Menschen ihre seelsichen Fähigkeiten bewusst entwickeln und mit dem Geistigen im Kosmos Verbindung bringen können. Der Österreicher Rudolf Steiner studierte Mathematik und Naturwissenschaften. Zudem besuchte er Lehrveranstaltungen in Philosophie, Literatur und Geschichte und promovierte zum Dr. phil. Nach einer Zeit der Goethe-Forschung gab er Anregungen für viele Lebensbereiche, die sich heute in vielfältigen, weltweit vertretenen anthroposophischen Einrichtungen wieder finden: u.a. anthroposophisch erweiterte Medizin, Heilmittelproduktion, biologisch-dynamische Landwirtschaft, Kunst, Architektur, Waldorf-Pädagogik.

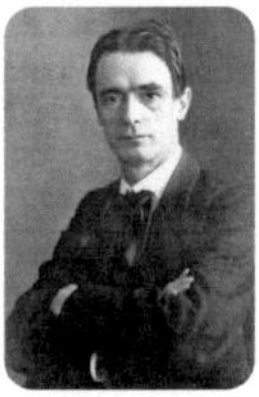

Beziehung bedeutet im alltäglichen Gebrauch ein Verhältnis oder eine Verbindung zwischen verschiedenen Objekten oder Individuen. Man kann Beziehungen als ein- oder wechselseitig verstehen und erleben. In der Regel benötigen Beziehungen beidseitige Aktivität. Psychologisch gelten Beziehungen als eine Bindungsform, die veränderlich ist und auch Trennung (Loslassen) mitbedingt. Ohne Beziehungen sind Menschen nicht lebensfähig. Erlernt man in seinen allerersten Jahren nicht, sie einzugehen, so ist man zeitlebens geschädigt oder benachteiligt. Generell braucht Lernen Beziehungsaufnahme. Wenn zwei Personen oder Gruppen ihr Denken, Handeln oder Fühlen gegenseitig aufeinander einstellen, gilt dies in der Soziologie als soziale Beziehung. Der Begriff wurde 1922 vom Soziologen Max Weber geprägt: „Soziale Beziehung soll ein seinem Sinngehalt nach aufeinander gegenseitig eingestelltes und dadurch orientiertes Sich-Verhalten mehrerer heißen. Die soziale Beziehung besteht also durchaus und ganz ausschließlich: in der Chance, dass in einer (sinnhaft) angebbaren Art sozial gehandelt wird, einerlei zunächst: worauf diese Chance beruht". Davon gibt es verschiedene Arten, nämlich zwischen Eltern und Kindern, Verwandten, Paaren, Partnern, Freunden, Liebenden, Bekannten, Gemeinschaften vieler Menschen als soziale Netzwerke. Auch von der Politik und Verwaltung zum Bürger hin bestehen Beziehungen. In den letzten Jahren werden auch anonyme, abstrakte Verhältnisse, wie Internet-Kontakte als soziale Beziehungen bezeichnet.

Entwicklung bedeutet Veränderung in einem zeitlichen Prozess. Der Begriff wird im Allgemeinen vielseitig verwendet, z.B. für die Entstehung biologischer Arten oder gesellschaftlicher Systeme im Sinne der Evolution oder auch für die überdauernden oder aufbauenden Veränderungen im individuellen Leben, die den Körper oder das Erleben und Verhalten betreffen. Das Recht auf Entwicklung, als Recht auf Erweiterung des Lebensumfelds, ist ein individuelles und kollektives Menschenrecht. Auch in diesem Buch wird Entwicklung einerseits als umfassender persönlicher und andererseits als gemeinschaftlicher Evolutionsprozess beschrieben, der zudem die Entwicklung der geistigen Welt mit einbezieht. Mit **geistiger Welt** sind nach R. Steiner alle übersinnlichen Daseinsbereiche, die über der sinnlich-physischen Welt liegen, und im engeren Sinn das sogenannte Devachan gemeint, wo die schöpferischen Quellen für alles Geschaffene, d.h. für alles Seelische, Lebendige und Physische entspringen.

Das Wort **Emotion** entstammt dem lateinischen *emovere* (herausbewegen, emporwühlen) und benennt eine individuelle seelische Erregung oder eine Gemütsbewegung, die mit einer nicht mehr kontrollierbaren Handlung, einem **Affekt**, einhergeht. Emotionen sind – vom Körper aus gesehen – nach Außen gerichtet, was sie von innerlicher bleibenden **Gefühlen** und länger andauernden und etwas schwächeren Stimmungen unterscheidet. Während **Stimmungen** eher auf Bedürfnissen beruhen, gibt es für Emotionen äußere Auslöser. Gefühle, Emotionen und Stimmungen sind genau so wie Empfindungen Teil der zwischenmenschlichen Kommunikation. Als eine **Empfindung** wird hier in diesem Buch nicht eine besonders sensible Regung und auch nicht ein reizbedingter Wahrnehmungsvorgang verstanden. Vielmehr kann man sich Empfindungen als bewusst entwickelte, eigenständige Kräfte vorstellen, die das Denken begleiten und die sich, wie vom Kosmos her kommend, als eigene zarte, lichthafte Wesenheiten dem Körper annähern.

Der Begriff **Psychotherapie** wird abgeleitet von griech. *psyche* (Atem, Hauch, Seele) und *therapeúein* (pflegen, sorgen) und steht für das gezielte Behandeln des Menschen aufgrund einer Lebensproblematik mit Hilfe von Gesprächen oder Übungen. Zu den Hauptformen, deren Kosten von der gesetzlichen Krankenversicherungen übernommen werden, zählen **Verhaltenstherapie** und **tiefenpsychologische Therapien** (z.B. analytische Psychotherapie). Verhaltenstherapeutische Verfahren basieren auf dem Erlernen neuer Denk-, Bewertungs- und Verhaltensweisen. Im Rahmen von tiefenpsychologischen Verfahren wird eine Auseinandersetzung mit unbewussten, meist in der frühen Lebensgeschichte grundgelegten Konflikten und Motivationen angestrebt. Das Ziel ist, ein tieferes Verständnis für sich selbst zu erreichen sowie Hintergründe, Ursachen und Überwindungsmöglichkeiten von bestehendem Leid zu klären. Darüber hinaus gibt es eine Vielzahl von weiteren Schulen und Methoden, bei denen es sich meist um Weiterentwicklungen oder Spezialisierungen handelt. In diesem Buch wird ein neuer, Ideen aus dem Yoga integrierender Ansatz entworfen, der an der meditativen Gedankenbildkraft des Menschen ansetzt und die Zukunftsorientierung betont, so dass die Therapie auch für die Mitmenschen unmittelbar aufbauend wirken kann. Zu den grundlegenden Wirkfaktoren einer jeden Psychotherapieform – diese wurden von K. Grawe nachgewiesen – zählen die therapeutische Arbeitsbeziehung, die Aktivierung vorhandener Ressourcen, die Aktualisierung der Probleme und deren Bewältigung und Klärung.

Die **Psychoanalyse** (griech. *analysis*: Zerlegung, im Sinne von Untersuchung, Enträtselung) ist eine psychologische Theorie und Therapieform, die um 1890 von dem Wiener Neurologen **Dr. Sigmund Freud** begründet wurde. Aus der Psychoanalyse heraus haben sich später die verschiedenen Schulen der Tiefenpsychologie entwickelt. Eine „große" psychoanalytische Therapie dauert bis zu dreihundert Sitzungen.

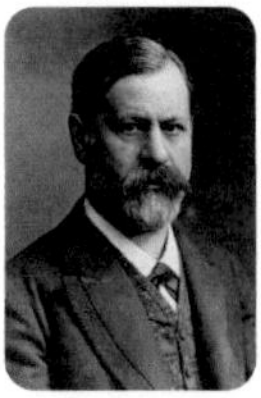

Der Ausdruck **Seele** hat je nach mythischer, religiöser, philosophischer oder psychologischer Tradition bzw. Lehre so viele vielfältige Bedeutungen, dass es nötig war, die in diesem Buch verwendete Vorstellung zur Seele eingehend zu erläutern. Denn im heutigen Sprachgebrauch ist mit Seele meist die Gesamtheit aller Gefühlsregungen und geistigen Vorgänge beim Menschen gemeint. Dabei ist „Seele" dann weitgehend mit dem Begriff **Psyche** synonym. Das Wort Seele kann aber auch dasjenige Prinzip bezeichnen, das diesen Regungen und Vorgängen zugrunde liegt, sie ordnet und auch körperliche Vorgänge herbeiführt oder beeinflusst. Darüber hinaus gibt es religiöse und philosophische Konzepte, in denen sich „Seele" auf ein immaterielles Prinzip bezieht, das als Träger des Lebens eines Individuums und seiner durch die Zeit hindurch beständigen Identität aufgefasst wird. Oft ist damit die Annahme verbunden, die Seele sei hinsichtlich ihrer Existenz vom Körper und damit auch dem physischen Tod unabhängig und somit unsterblich, und die Seele habe nacheinander in verschiedenen Körpern eine Heimstatt (Reinkarnation).

Das Wort **Yoga** wird im Allgemeinen von der Sanskritwurzel *yuj* abgeleitet. Für diesen Begriff gibt es schon in Indien vielfältige, zum Teil widersprüchliche Übersetzungen. Allein in einem Sanskritlehrbuch von 1884 sind es 65 Bedeutungen, von denen B. Sacharow (1959, Kriya-Yoga) einige wenige herausgreift: „Anschirren, Gespann, Ausführung, Mittel, Verbindung, Anspannung der Kräfte, feste Richtung der Erkenntnis auf einen Punkt, die zur Kunstfertigkeit erhobene Kontemplation, ein bestimmtes philosophisches System." Diese Auslegungen unterscheiden sich von dem ebenfalls manchmal verwendeten Wort „Joch". Mit Yoga ist nicht eine Unterjochung gemeint. H. Wieland definiert in seinem Buch „Spektrum des Yoga" jede Art von Unternehmung, die sich ein Ziel setzt, als Yoga. Yoga ist Methode und Entwicklungsweg für Konzentration und Meditation. Hier im Westen sind verschiedene Formen der Körperhaltungen des Ha-Tha-Yoga, Atemübungen sowie sehr unterschiedliche Meditationstechniken, die oft auf den Gelehrten Patanjali zurückgeführt werden, bekannt geworden. Zurzeit ist Yoga regelrecht „en vogue", wobei sehr unterschiedliche Methoden und Ziele in den Vordergrund gestellt werden. Sehr unterschiedlich werden vor allem das Denken und die soziale Integration in ihrem Stellenwert bemessen.

Yoga basiert auf einer Jahrtausende alten Praxis. Mit Yoga ist ein grundlegendes Streben gemeint, Freiheit zu entwickeln und die geistige Welt als Wurzel des irdischen Daseins zu erkennen und Verbindung zum Geistigen herzustellen. Deswegen sehen Manche Yoga auch als eine Art Religion, obwohl er unabhängig vom Hinduismus entstanden ist. Andere sehen in Yoga mehr eine Wissenschaft. Traditionell gilt Yoga als ein individueller Weg der Selbstmeisterschaft und der Vervollkommnung des Charakters. Dazu gehören Bemühungen um Erkenntnisbildung (*jnana*), um Hingabefähigkeit (*bhakti*) und um uneigennütziges Handeln (*karma*). Yoga ging früher mit extrem abgeschiedenem, asktetischem Leben und der Lebensgemeinschaft mit einem Guru einher.

Im letzten Jahrhundert setzten sich mehrere international bekannte Lehrer für eine spirituelle Erneuerung der Jahrtausende alten Yogawege ein: Sivananda, Sri Aurobindo, O.M. Aivanhov, Bede Griffith, Sathya Sai Baba und Dr. R. Steiner. Einer der Yoga-Pioniere in Deutschland, Dr. phil. Otto-Albrecht Isbert (1901–1986), beschäftigte sich zunächst mit Anthroposophie.

Omraam Mikhael Aivanhov (1900–1986) war Philosoph und spiritueller Lehrer bulgarischer Herkunft. Von 1937 bis 1986 lebte er in Frankreich. Im Mittelpunkt seines Werkes steht das Streben des Menschen nach Vollkommenheit im yogischen und christlichen Sinne zugleich, wobei er dieses auf einfache, verständliche und alltagstaugliche Weise in beeindruckender Vielfalt ausführte.

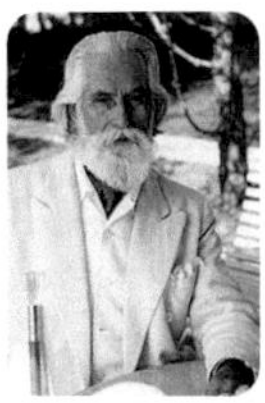

Viktor Emil Frankl (1905–1997) war ein österreichischer Neurologe und Psychiater. Er begründete eine eigenständige Psychotherapieform, die **Logotherapie**, die spirituelle Inhalte in die Psychotherapie integriert. Als Juden wurden er und viele seiner Verwandten 1942 ins Ghetto Theresienstadt deportiert. Seine Anverwandten starben dort. Frankl selbst überlebte und verarbeitete seine Eindrücke und Erfahrungen in den Konzentrationslagern in dem Buch „Trotzdem Ja zum Leben sagen". Schon kurz nach Ende des Krieges vertrat er die Ansicht, dass vor allem Versöhnung einen sinnvollen Ausweg aus den Katastrophen des Weltkrieges weisen könne. Viktor Frankl begründete die österreichische Ärztegesellschaft für Psychotherapie und wurde deren erster und einziger Präsident.

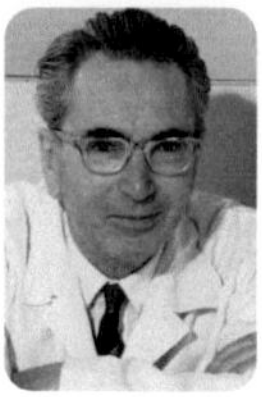

Bei der Logotherapie und Existenzanalyse sind die zentralen Begriffe Selbsttranszendenz und Selbstdistanzierung. Ersteres meint den hohen ethischen Wert der Hingabe an eine Aufgabe oder Person, letzteres das humorvolle Absehen von sich selbst.

Bede Griffiths (1906–1993), britischer Benediktinermönch und einer der bekanntesten christlichen Mystiker des 20. Jahrhunderts, erhielt für seinen intensiven Religionsdialog mit dem Hinduismus viel Anerkennung. 1968 übernahm er den Pilgerort *Shantivanam* im südlichen Indien.

Heinz Grill (geb. 1960) hat einen für die westliche Kultur und die westliche Bewusstseinsverfassung abgestimmten integrativen Yoga-Ansatz entwickelt und den Neuen Yogawillen begründet. Dieser betont eine moderne, alltagstaugliche, Seelenkräfte und Beziehungsfähigkeit fördernde Dimension des Yoga. Die Auseinandersetzung mit den Möglichkeiten dieses Ansatzes, der viele Parallelen zur Anthroposophie aufweist, ist die Grundlage für das vorliegende Buch. Insbesondere die Art des gedankenklaren Meditationprozesses, die zu einem neuen Verständnis vom Empathie beitragen kann, war für die Autorin dabei von Bedeutung.

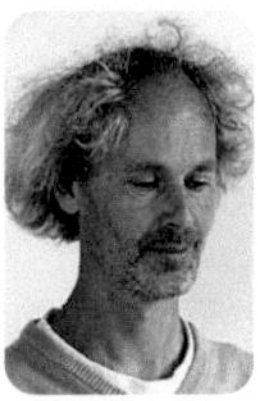

Dr. Carl Ransom Rogers (1902–1987) war ein US-amerikanischer Psychologe und Psychotherapeut, dessen Lebenswerk in der Entwicklung der Klientenzenzentrierten Gesprächstherapie und dem Ausbau der **Humanistischen Psychologie** besteht. Er interessierte sich vor allem für Prozesse der Persönlichkeitsentwicklung. Ab 1964 beschäftigte sich Rogers mit Begegnungsgruppen. In seinen letzten 15 Lebensjahren engagierte sich Rogers zunehmend für soziale Fragen und Friedenspolitik. Heute sind Rogers Forschungsergebnisse sowohl fester Bestandteil der Gesprächsführung im Rahmen von Therapiegesprächen als auch der alltäglichen pädagogischen Arbeit. Sein Ansatz beruht auf der Entwicklung von drei besonderen charakterlichen Qualitäten: Verständnis, Empathie und Authentizität. Diese lassen sich auf die drei seelischen Kräfte des Denkens, Fühlens und Wollens beziehen. Im vorliegenden Buch wird am Faktor der Empathie angesetzt.

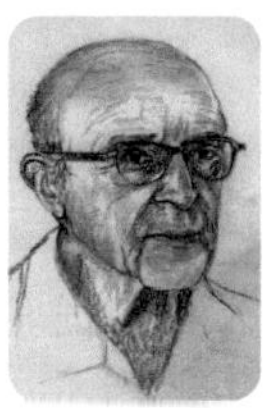

Marshall B. Rosenberg (geb. 1934) hat in Amerika als promovierter Psychologe das zur Zeit sehr favorisierte Kommunikationskonzept der **Gewaltfreien Kommunikation** (GFK) entwickelt. Dabei ist er vor allem von den Erkenntnissen seines Lehrers C. Rogers beeinflusst und durch eigene Auseinandersetzungen mit Mahatma Gandhis Beispiel sowie mit der amerikanischen Bürgerrechtsbewegung der 1960er Jahre geprägt. Häufig werden auch die Bezeichnungen „Einfühlsame Kommunikation", oder „Giraffensprache" verwendet. Die GFK soll helfen, sich ehrlich und klar auszudrücken und empathisch zuzuhören. Die vier Schritte der GFK sind Beobachtung, Gefühl, Bedürfnis, Bitte. Empathie ist nach Rosenberg ebenso wie bei Rogers eine Grundvoraussetzung gelingender Kommunikation. Sie ist in seinem Konzept allerdings im Gegensatz zu Rogers vorwiegend auf die Bedürfnisse gerichtet, die hinter Handlungen und Konflikten stehen. Neben der Einfühlung in eine andere Person wird für Rosenberg auch die Selbstempathie wichtig. Empathie wird bei Rosenberg also als Voraussetzung dafür gesehen, dass sich Menschen ihre Bedürfnisse selbst oder gegenseitig optimal erfüllen können. An dieser Stelle werden wesentliche Unterschiede deutlich zu dem Empathie-Verständnis, wie es in dem vorliegenden Buch herausgearbeitet wurde.

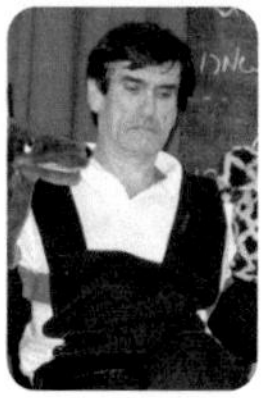

Sathya Sai Baba (1926–2011) lebte in Puttaparthi in Indien, wo er einen modernen internationalen Ashram gründete und zahlreiche Hilfs- und Bildungswerke ins Leben rief. Er forderte zur Einheit aller Religionen auf und setzte sich für fünf zentrale Tugenden des Menschen ein: *sathya, dharma, prema, shanti, ahimsa* (Wahrheit, Rechtschaffenheit, Liebe, Frieden, Gewaltlosigkeit). Mit seinem Wunsch, dass Menschen ihre Zugehörigkeit zur Göttlichkeit erkennen sollten, erzielte er weltweite Wirkung: „Es gibt nur eine Religion, die Religion der Liebe. Es gibt nur eine Kaste, die Kaste der Menschheit. Es gibt nur eine Sprache, die Sprache des Herzens. Es gibt nur einen Gott; Er ist allgegenwärtig."

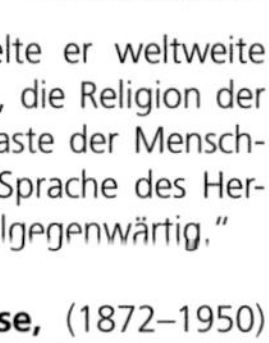

Sri Aurobindo, Aurobindo Ghose, (1872–1950) war ein indischer Philosoph und Yogakenner. Nach einem preisgekrönten Studium in England und nach einem revolutionären politischen Engagement für die Unabhängigkeit Indiens, das in Untersuchungshaft endete, gründete er in Pondicherry einen Ashram. Von dort aus betätigte er sich als spiritueller Forscher und Lehrer, der die humanistische Bildung und das Wissen des Westens mit den Weisheitslehren und spirituellen Traditionen Indiens verband. Er entwickelte den Integralen Yoga im Sinne einer modernen, zukunftsweisenden, umfassenden Bewusstseins-Weiterentwicklung. Wesentlicher als Yoga-Körperhaltungen sind nach Aurobindo die vollkommene Hingabe, in der der Übende alle seine Handlungen, Worte und Gedanken dem Göttlichen widmet. Die Welt wird dabei nicht abgelehnt und soll auch nicht überwunden werden. In Aurobindos Yoga werden die *cakras* ebenso wie im Neuen Yogawillen von oben nach unten entwickelt, und nicht von unten nach oben wie im klassischen Kundalini-Yoga. Zentrale Werke sind: „Das Göttliche Leben", „Synthese des Yoga", „Briefe über Yoga", „Essays über die Gita", „Das Geheimnis des Veda", „Zyklus der menschlichen Entwicklung", „Das Ideal einer geeinten Menschheit" und „Die Dichtung der Zukunft".

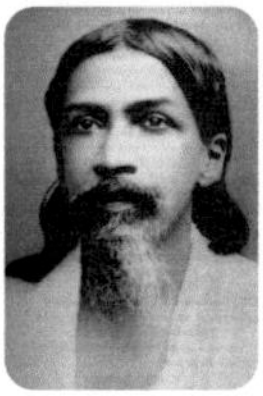

Swami Sivananda Saraswati (1887–1963) gründete nach jahrelanger Tätigkeit als Arzt 1936 einen Ashram in Rishikesh. In über 200 Büchern (u.a. Die Kraft der Gedanken) beschäftigte er sich mit den Lehren des Yoga und der frühindischen Philosophie. Sivananda widmete sein Leben dem Yoga der Synthese, bei dem er viele Yoga-Praktiken und Religionen vereinte. Zu seinen Schülern zählen zum Beispiel Swami Vishnu Devananda, einer der Pioniere des Yogas im Westen sowie André van Lysebeth und Boris Sacharow, die durch eigene Schriften frühzeitig den Yoga in Europa verbreiteten.

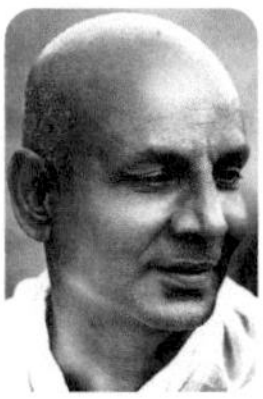

Literaturempfehlungen

Literaturempfehlungen zur Meditation:
Desikachar, T.K.V.: Über Freiheit und Meditation. Das Yoga Sutra des Patanjali. Via Nova, Petersberg 2011.
Grill, H.: Yoga und Christentum. Grundlagen zu einer christlich-meditativen Übungsweise. Verlag für Schriften von Heinz Grill, Soyen 1998.
Grill, H.: Seelenübungen, Synthesia-Verlag, Vaihingen 2006.
Grill, H.: Die Meditation – ein überirdischer Funke des Denkens. Lammers-Koll-Verlag Niefern-Öschelbronn 2007.
Grill, H.: Übungen zur Erkenntnisbildung der höheren Welten. Lammers-Koll-Verlag Niefern-Öschelbronn 2009.
Grill, H.: Das Wesensgeheimnis der psychischen Erkrankungen. Synthesia-Verlag, Vaihingen 2010.
Grill, H.: www.heinzgrill.de/uebungen-meditation.htm
Ott, U.: Yoga für Skeptiker. O.W. Barth 2013.
Prakasch, P., Stoller Miller, B.: Yoga. Der innere Weg zur Befreiung. Wolfgang Krüger Verlag, Frankfurt a.M. 1999.
Sathya Sai Baba: Meditation. Verlag Sathya Sai Vereinigung e.V., Dietzenbach 1983.
Sivananda, Swami: Die Kraft der Gedanken. Sivananda Yoga Vedanta Zentrum München, Lautersheim 2003.
Sivananda Yoga Vedanta Zentrum (Hrsg.): Meditation. Südwest Verlag, München 2005.
Steiner, R.: Wie erlangt man Erkenntnisse der höheren Welten? Rudolf-Steiner-Nachlassverwaltung, Dornach 1961.
Steiner, R.: Theospophie. Rudolf-Steiner-Nachlassverwaltung, Dornach 1962.

Literaturempfehlungen zur Yoga-Praxis mit Körperübungen:
Grill, H.: Die Seelendimension des Yoga. Synthesia-Verlag, Vaihingen 2010.
Grill, H.: Ein Neuer Yogawille und seine therapeutische Anwendung bei Ängsten und Depressionen. Synthesia-Verlag, Vaihingen 2010.
Isbert, O.-A.: Yoga Arbeit am Selbst. Erich Hoffmann Verlag, Heidenheim 1960.
Sivananda Yoga Vedanta Center (Hrsg.): Yoga für Körper und Seele. Basermann Verlag, München 2007.
Sivananda Yoga Zentrum (Hrsg.): Yoga. Gräfe und Unzer Verlag GmbH, München 2007.
Swami Sivananda: Hatha Yoga. Heinrich Schab Verlag, Gelnhausen, 1964.
Swami Vishnudevananda: Das große illustrierte Yoga-Buch. Aurum im J. Kamphausen Verlag & Distribution GmbH, 2010.

Literaturempfehlungen zu den Ursprüngen des Yoga:
Aivanhov. O.M.: Die Kraft der Gedanken. Prosveta Verlag, Rottweil 2005.
Aivanhov. O.M.: Goldene Regeln für den Alltag. Prosveta Verlag, Rottweil 2005.
BDY (Hrsg.) Was ist Yoga? Deutsches Yoga-Forum Ausgabe 2, Göttingen 2014.
Feuerstein, G.: Die Yoga Tradition. Geschichte, Literatur, Philosophie & Praxis. Yoga Verlags GmbH, Wiggenbach 2008.
Singelton, M.: Yoga Body. The Origins of Modern Posture Practice. Oxford University Press, New York 2010;
Sri Aurobindo: Licht auf Yoga. Hinder + Deelmann, Gladenbach 2001.
Sri Aurobindo: Grundlagen des Yoga. Ausgewählte Briefe. Sri Aurobindo Ashram Trust, Pondicherry, 1980; Verlag Hinder + Deelmann, Gladenbach, 2001.
Sri Aurobindo: Die Synthese des Yoga. Ausgewählte Briefe. Sri Aurobindo Ashram Trust, Pondicherry, 1980; Verlag Hinder + Deelmann, Gladenbach, 1991.
Wieland, H.: Das Spektum des Yoga. Hinder+Deelmann, Gladenbach 2006.

Quellennachweise und weiterführende Literaturhinweise

Aivanhov, O.M.: Das hohe Ideal. Editions Prosveta, Fréjus 1966.
Aurobindo, Sri: Die Bhagavadgita. Verlag Herder, Freiburg im Breisgau 1992.
Bärr, E.: Einfach sein. Deutsches Yoga-Forum 4/2012.
Bauer, J.: Warum ich fühle, was du fühlst. Hoffmann und Campe Verlag, Hamburg, 4. Aufl. 2006.
Berufsverband Deutscher Yogalehrer (Hrsg.): Der Weg des Yoga. Handbuch für Übende und Lehrende. Verlag Via Nova, Petersberg 1994.
Berufsverband Deutscher Yogalehrer: Yoga wirkt! Ergebnisse aus der Forschung. Pressemitteilung vom 20.2.2013
Brand, C.: Mein Gefangener, mein Freund Mandela. Residenz-Verlag Wien 2014.
Breithaupt, F.: Kulturen der Empathie. Suhrkamp Verlag, Frankfurt a.M. 2009.
Bretz, Sukadev: Das Yoga-Vidya Asana Buch. Yoga Vidya Verlag, Horn-Bad Meinberg 2008.
Demmerling, C., Landwehr, H.: Philosophie der Gefühle. J.B. Metzler Verlag, Stuttgart 2007.
Dürr, H.P.: Geist, Kosmos und Physik. Gedanken über die Einheit des Lebens. Crotona Verlag GmbH, Amerang 2011.
Eberwein, W.: Humanistische Psychotherapie. Georg Thieme Verlag, Stuttgart 2009.
Fischer, G., Riedesser, P.: Lehrbuch der Psychotraumatologie. Ernst Reinhardt Verlag, München 1999.
Frankl, V.E.: Der Mensch vor der Frage nach dem Sinn. Piper, München 2007.
Goleman, D.: Emotionale Intelligenz. DTV, München, 2001.
Grill, H.: Die Vergeistigung des Leibes, Verlag für Schriften von Heinz Grill, Soyen 1995.
Grill, H.: Yoga, christliche Initiation und die Umgestaltung des Körpers durch Spiritualität. In: Moderne Spiritualität. Schriftenreihe der Anthroposophischen Initiative für Zeitfragen, Trier, Bd. 3. Urachhaus, Stuttgart 1997.
Grill, H.: Die Orientierung und Zielsetzung des Yoga aus der Reinheit der Seele, Verlag für Schriften von Heinz Grill, Kirchreit 1998.
Grill. H.: Initiatorische Schulung in Arco. Gemeinschaftsbildung und Kosmos, Niefern-Öschelbronn 2003.
Grill, H.: Kosmos und Mensch. Lammers-Koll-Verlag, Niefern-Öschelbronn 2003.
Grill, H.: Der Zyklus des Rades. Lammers-Koll-Verlag, Niefern-Öschelbronn 2006.
Grill, H.: Christuserleben im Herzzentrum. Lammers-Koll-Verlag, Niefern-Öschelbronn 2005.
Grill, H.: Die goldene Lichtgestalt im Kosmos. Lammers-Koll-Verlag, Niefern-Öschelbronn 2006.
Grill, H.: Das Herzzentrum in der ersten und zweiten Lebenshälfte. Lammers-Koll-Verlag, Niefern-Öschelbronn 2006.
Grill, H.: Wirkungen der Übungen auf den Astralleib, Ätherleib und physischen Leib. Lammers-Koll-Verlag Niefern-Öschelbronn 2006.
Grill, H.: Wie kann karma verringert werden? Lammers-Koll-Verlag Niefern-Öschelbronn 2006.
Grill, H.: Die Entwicklung einer gehobenen, sympathischen Sprachkultur. Lammers-Koll-Verlag Niefern-Öschelbronn 2007.
Grill, H.: Der mentale und moralische Ansatz in Spiritualität und Heilkunde. Lammers-Koll-Verlag Niefern-Öschelbronn 2007.
Grill, H.: Die Gründung des Ich-Selbst im Herzzentrum und das Verhältnis zu den Ätherkräften. Lammers-Koll-Verlag Niefern-Öschelbronn 2007.
Grill, H.: Die Gesunderhaltung des Brustorganismus. Eine Prophylaxe gegen Brustkrebs aus der Sicht des Yoga. Lammers-Koll-Verlag, Vaihingen 2012.
Grill, H.: Die Signaturen der Planeten und die seelisch-geistige Entwicklung in der Pädagogik. Lammers-Koll-Verlag, Vaihingen 2012.
Grill, H.: Das Lesen und der Aufbau von Ätherkräften. Lammers-Koll-Verlag, Vaihingen 2012.
Hilbrecht, H.: Meditation und Gehirn. Schattauer GmbH, Stuttgart 2010.
Huchzermeyer, W.: Yogawörterbuch. edition sawitri, Verlag W. Huchzermeyer, Karlsruhe 2006.
Höffe, O.: Aristoteles, Die Hauptwerke. Ein Lesebuch. Francke, Tübingen 2009.
Husemann, F. Wolf, O.: Das Bild des Menschen als Grundlage der Heilkunst Band 2., Verlag Freies Geistesleben, Stuttgart 2000.
Isbert, O.-A.: Konzentration und schöpferisches Denken. Wilhelm Goldmann Verlag München 1961.
Kabat-Zinn, J. et al.: Der achtsame Weg durch die Depression. Arbor Verlag GmbH, Freiamt 2009.
Köhl, M.: Die Bedeutung der Subjektivität für empathisches Handeln und die Verbesserung der therapeutischen Beziehung durch Schulung der Wahrnehmung. In: Der Merkurstab, Filderstadt, Heft 1/2014.

Mandela, N.: Bekenntnisse. Piper Verlag GmbH, München 2014.
Maslow, A.H.: Psychologie des Seins. Fischer, Frankfurt 1985.
Maslow, A.H.: Religions, Values and Peak-Experiences. Viking Compass Edition, Arkana 1994.
Menge-Güthling: Griechisch-Deutsches und Deutsch-Griechisches Wörterbuch. Langenscheidtsche Verlagsbuchhandlung, Berlin 1913.
Mitzinger, D.: Yoga in Prävention und Therapie. Deutscher Ärzte-Verlag-GmbH, Köln 2009.
Nassoufis, A.: Einfach loslassen. General-Anzeiger, Bonn 17./18.11.2012.
Rogers, C.R.: Der neue Mensch. Klett-Cotta, Stuttgart 2007.
Rogers, C.R.: Eine Theorie der Psychotherapie. Ernst Reinhardt Verlag, München 2009.
Rogers, C.R.: Therapeut und Klient. Fischer Taschenbuch Verlag, Frankfurt. 21. Auflage 2012.
Rust, S.: Wenn die Giraffe mit dem Wolf tanzt. KOHA-Verlag GmbH, Burgrain 2006.
Sachharow, B.: Kriya-Yoga. Heinrich Schwab Verlag, Argenbühl-Eglofstal, 1959.
Saatcioglu, F.: Yoga aktiviert Gene. In: Deutsches Yoga-Forum, Göttingen 12/2013, S. 38–39.
Schramm, H.M.: Heilmittel-Fibel für anthroposophische Medizin. Novalis Verlag, Schaffhausen 1997.
Spitzer, M.: Digitale Demenz. Droemer, München 2012.
Steiner, R.: Heilweise und Ernährung im Lichte der Geisteswissenschaft. Vortrag, gehalten in Berlin am 22. Oktober 1906 unter www.bdn-steiner.ru/cat/Beitrage/D35.pdf
Steiner, R.: Heilfaktoren für den sozialen Organismus. Rudolf-Steiner-Nachlassverwaltung, Dornach 1969.
Steiner, R.: Die Geheimwissenschaft im Umriss. Rudolf-Steiner-Nachlassverwaltung, Dornach 1972.
Steiner, R.: Die Anthroposophie und das menschliche Gemüt. Rudolf-Steiner-Nachlassverwaltung, Dornach 3. Aufl. 1976.
Steiner, R.: Die zwölf Sinne des Menschen. Rudolf Steiner Verlag, Dornach 1983.
Steiner, R.: Das Vaterunser. Rudolf-Steiner-Nachlassverwaltung, Dornach 1989.
Steiner, R., Wegman, Ita: Grundlegendes für eine Erweiterung der Heilkunst. Rudolf-Steiner-Nachlassverwaltung, Dornach 1991.
Steiner, R.: Wege der Übung. Verlag Freies Geistesleben GmbH, Stuttgart 1994.
Steiner, R.: Der menschliche und der kosmische Gedanke. Rudolf-Steiner-Nachlassverwaltung, Dornach 2000.
Steiner, R.: Das Karma des Berufes des Menschen in Anknüpfung an Goethes Leben. Rudolf Steiner Verlag, Dornach 2002.
Steiner, R.: Das Wesen des Gebets. Rudolf Steiner Verlag, Dornach 2003.
Steiner, R.: Die Sendung Michaels. Rudolf Steiner Verlag, Dornach 2003.
Steiner, R.: Das Initiaten-Bewusstsein. Rudolf Steiner Verlag, Dornach 2005.
Steiner, R.: Die sechs Nebenübungen. Archiati Verlag, München 2006.
Steiner, R.: Die Stufen der höheren Erkenntnis. Rudolf Steiner Verlag, Dornach 2010.
Svatmarama's Hathayogapradipika, vorgelegt von Hermann Walter, 1. Nachdruck der Ausgabe von 1893, Georg Olms Verlag AG, Hildesheim 2007.
Warnke, U.: Quantenphilosphie und Spiritualität. Scorpio Verlag GmbH, Berlin 2011.
Weizsäcker, C.F. v., Gopi Krishna: Yoga und die Evolution des Bewusstseins. Crotona Verlag, Amerang 2010.
Die wissenschaftliche Grundlage der spirituellen Erfahrung. Crotona Verlag, Amerang 2010.
Ziemke, A.: Wenn ich esse, dann esse ich. In info3, Frankfurt 6/2012.

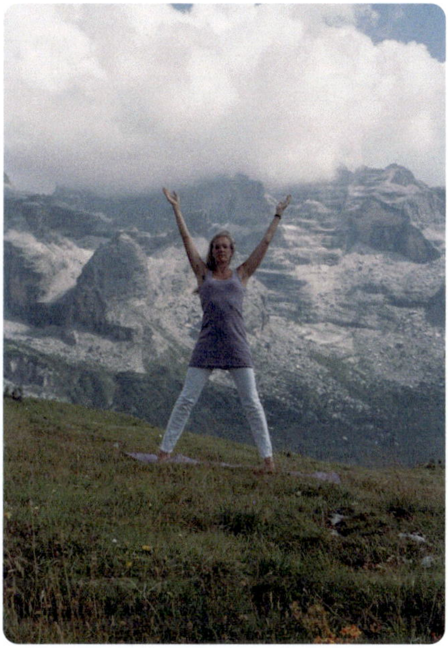

Bildnachweis

Umschlag vorn und Seite 95: Yogaübung „Andreaskreuz"
aus Dr. Heribert Moorkamp: Asanafotos in den Dolomiten
Umschlag hinten: Sonnenton von Michael Memminger, www.magicaqua.de

Seiten 26, 38, 67: Silke Henke: „Bewegende Momente";
Tierfotos und Yoga zu zweit, mit Judith L. und Kerstin Löwenstein
Seite 26: Dr. Heribert Moorkamp: Eichhörnchen
Seiten 29, 38, 41, 53, 54, 55, 60, 62, 72, 73, 74, 75, 76, 77:
Dr. Heribert Moorkamp: Asanafotos in den Dolomiten
Seiten 70, 71: Kerstin Löwenstein: Asanafotos von Kay-Uwe D.

Seite 28: Eugen Staab: Getreidepflanzen; commons.wikimedia.org/wiki/File:Weizenähren.jpg
Seite 39: Wildfeuer: Christrose; commons.wikimedia.org/wiki/File:2006-12-18Helleborus_niger06.jpg
Seite 69: Cakra-Übersicht: de.wikipedia.org/wiki/Chakra
Cakra-Symbole: commons.wikimedia.org/wiki/File: ~_Mandala.svg
Glossar: de.wikipedia.org, heinz-grill.de